1日・5分

副交感神経アップで健康になれる！

「首」にすべての原因があった

医学博士・
東京脳神経センター理事長
松井孝嘉

朝日新聞出版

1日5分　副交感神経アップで健康になれる!

まえがき

みなさんは、今、「健康で幸せ」と自信を持って言える生活をされていますか。人間が健やかな生活を送るには、体も脳も十分に休めることが大切です。そのためには睡眠だけではなく、普段から体と脳をリラックスさせておかなければいけません。

そういったリラックスした生活を送るには、実は自律神経の2つあるうちの1つである副交感神経の働きがとても大事なのです。

副交感神経は、私たちの体と脳に休息を与えてくれます。

ところが現代医学界では、交感神経は重視されますが、副交感神経の大事さは過小評価されたままです。しかし近年増加している原因のはっきりしない体調不良（不定愁訴《ふていしゅうそ》）に分類される症状はすべて副交感神経の働きの低下から起こる自律神経失調症なのです。

副交感神経が正常に働いていれば、健康な状態を保てます。

ではなぜ副交感神経が正常に働かないのでしょうか。

私は大学の医学部を卒業して脳神経外科医になり、「ムチウチ症」「自律神経失調症」をテーマに35年以上にわたって研究に携わり、診療を続けてきました。その長い年月で、首の治療をした患者さんは10万人以上にのぼります。

臨床を続けるうちに、首をムチウチ症などで損傷された患者さんに、「めまい」「不眠」「焦燥感」「もの忘れ」「血圧不安定」など共通の症状、これらはいわゆる不定愁訴で、自律神経失調の症状があることに気づきました。そこで、そのことに焦点を当ててさらに研究をすすめると、それらの症状は「首が原因」であると考えざるを得ない結論に達したのです。

これらを東京大学時代の恩師の佐野圭司先生（東大初代脳神経外科教授）にご相談すると、「これは医学的にすごい発見だ」と高く評価していただき、「頸性《けいせい》神経筋症候群」（略して頸筋症候群）と名づけていただきました。

その後も頸性神経筋症候群の患者さんの治療と研究を続けていくうちに、首のうしろのあたりに自律神経の働きのキーとなる「副交感神経センター」の存在を確認したのです。

首の筋肉が、ムチウチ症などで異常を起こすと、この副交感神経センターの働きに影響をおよぼし、副交感神経の働きを阻害していたのです。

一方で、他の病院で原因不明とされ私の病院にいらっしゃった自律神経失調症の患者さんの研究をすすめていくと、その原因が首のこりにあることを発見するにいたりました。

首のこりが副交感神経の働きをにぶらせて、さまざまな症状を引き起こし、患者さんを不定愁訴で悩ませていたのです。

不定愁訴がひどくなり、新型うつ病になってしまい、自ら死を選ぶ方さえたくさん出てきていました。

そういう人が急増したのは、パソコンや携帯電話などうつむいたままの首に悪い生活スタイルに大きく変化したことが一因となっています。

しかし首のこりをとれば、自律神経失調症も不定愁訴も解消し、副交感神経が元のように活発に働き、健康をとり戻せます。

また首こりがまだひどくなっていない方も、首のケアをきっちりと行えば、副交感神経の働きを高めることができ、より快適な生活を送ることができます。

そのためには、この本でご紹介する、
1　朝・晩の555体操

2　首を温めるホットタオル

3　精神のリラックス

これを行ってください。

これらすべてを行っても1日5分しかかかりません。ご家庭でも職場でも通勤途中でも気軽に簡単にできるものばかりです。

それをまず2週間続けてみてください。首のこりをほぐすことができ、副交感神経が活発に働き出し、心も体も快調になるのが実感できるはずです。

副交感神経は人に幸せをもたらす神経です。これが活発に働いていると、体も心もリラックスして、快適で幸せな生活を送ることができます。

本書を読まれて、副交感神経の働きを高めて、人生を多いに楽しんでいただければ著者としてこれほどうれしいことはありません。

松井孝嘉

1日5分
副交感神経アップで健康になれる！

■ 目次 ■

1章

3章

たった2週間でみるみる効果が上がる！

4章

〝心のこり〟も取って さらに健康になる

終章

副交感神経がアップする
理想の生活習慣

ブックデザイン　長谷川　理
編集協力　遠藤宏一郎

序章

幸せな健康のために
副交感神経を高めなさい！

副交感神経という名前を聞いたことがありますか？

ご自身の体の状態に、普段、あまり気遣うことのない方や、健康にとくべつ関心をお持ちでない方でも、きっと一度は「自律神経」という言葉を目にされたり、お聞きになったことがあると思います。

自律神経というのは、体のさまざまな内的な働きをつかさどっています。具体的には、自分の意志にかかわりなく臓器や器官を動かす神経です。人間が生存するのに必要なこと、たとえば呼吸であったり、血液の循環であったり、ホルモン分泌や消化液分泌などさまざまな働きを体に命令する神経でもあります。

筋肉を例にあげますが、人間の筋肉には自分の意志で動かすことのできる随意筋と、自分の意志では動かせない不随意筋とがあります。

随意筋は、人間の基本的な動作に使われることが多い筋肉で、歩く、走る、物を持ち上げる、食べる、話すなどの行為をするときに使われる筋肉です。「力を入れよう」と思えば自分でできるように、頭でこうしようと考えて体を動かすときに、意図に沿って、必要な筋肉を動かします。

ところが物を食べて消化するときの消化器官の動きや、目を閉じるのではなく意図しないまばたきなど、それらの働きは、自分の意志ではなく体が自然に行うものです。

むしろ自分の意志で動かす、動かせないというのではなく、自分の意志で止められない動きといったほうがふさわしいかもしれません。心臓を自分で止めてみるとか、食べすぎたから胃をいつもよりは少し多めに動かしてみよう、など心臓や胃の動きを自分で制御することはできません。人間の意志とは別のところで脳が筋肉に命令を出し、その命令のとおりに各筋肉が動きます。

このように血液の循環を速めたり、遅らせたり、息を吸ったり吐いたり、汗をかいたり、食べ物の消化など、体の自然な活動を、促進したり、制御したりコントロールしているのが「自律神経」です。

心臓、胃、その他の内臓や器官のすべてが自律神経からの命令によって動いているわけです。

そして人間の体の自然な動きをつかさどっているこの自律神経は、「交感神経」、「副交感神経」という2つの神経から成り立っています。

交感という言葉は、日本語としては普段あまり使わないので耳慣れませんが、国語辞典によると「感応しあう」という意味です。

つまり交感神経、副交感神経とは、何かしら内的な変化や外的な変化を体が感じとって、自然に感応する神経ということになります。

たとえば走り終えたあとで心臓がドキンドキンしています。それは体中に酸素をより速く、より多く供給しようと、「自律神経」が心臓に命令を出して動きを活発にして、血液の循環を高めているからです。

また体感温度が高くなってくると、汗をかきます。それも自律神経が、汗腺《かんせん》に発汗作用をうながし、汗を出させて、汗が気化するときに体から奪う熱で体温を下げようとするからです。また違う反応としては、梅干しを見ると、つばが出てくることがありますが、こういった条件反射も同じです。

それらはすなわち「自律神経の働き」をあらわします。

この命令を伝達するのが、交感神経であり副交感神経です。この2つが対《つい》になって、アクセルとブレーキのように人間の筋肉や器官を動かすのです。

このように交感神経と副交感神経、これら2つの神経は人間の生存に欠かせない、とても大事な2本柱です。双方の働きは、お互いを補佐するものでなく、反対の方向に働きます。2つで一組になっていて、どちらかが1つあればいいというものではありません。

では、この2つの神経の違いはなんでしょうか？

ひと言でいえば交感神経は人間を戦闘態勢に持っていく神経で、副交感神経は人間の戦闘態勢をやめさせる神経だと言えるでしょう。

交感神経はアクセルです。ポジティブな神経と言えるでしょう。何かに直面したときに「動」の状態に人間を持っていきます。たとえばアドレナリンを副腎《ふくじん》皮質から出させて、人間を興奮状態に持っていく。何かに直面した際に、車にたとえるとアクセルを踏むように〝燃料〟をどんどん体に注ぐのです。

一方、副交感神経というのはブレーキですので、「静」の働きをします。人間を非戦闘状態に持っていき、体の〝平和〟を求めます。

興奮して燃えさかっている体の火を消そうとするのです。人間を非戦闘状態に持っていき、体の〝平和〟を求めます。

そしてこの副交感神経こそが、実はみなさんの大切な健康のカギになるのです。

原因不明の体調不良は副交感神経に原因がある

暑い日でもないのになぜか汗が出る。走ったり、体を動かしてもいないのに、突然、心臓がバクバクする。体が不安定でふわふわする。なかなか眠りにつけない。いつも頭が痛い。目がすぐに乾燥する。いつも便秘気味である。体が疲れやすい。

これらは現代人が多く訴える体の不調です。

こういった症状を治してもらおうと、眼科、循環器科、整形外科、消化器科などのお医者さんを訪れるのに、いっこうに治らないことがよくあります。お医者さんにしても、はっきりと原因が特定できるものであれば、すぐに薬を処方して、その症状を治すことができます。またどこかが腫《は》れているとか、炎症を起こしているのが認められれば、同様に治療法も見つけられます。

しかしこれらの症状は、いくら検査をしても、体のどこかの部位に異常が起きているというものではありません。

当然、お医者さんとしては、原因不明という判断しかくだせず、その治療法も自分の担当科の症状を少し軽くする対処療法しかありません。

しかし、患者さんにすればいっこうに悩みは解決しません。

やがて次々に体の不調は増えていきます。その度に、診療科目の違うお医者さんを訪れますが、体の調子はいっこうに改善しません。

そのうちに気分が落ち込んだり、気が滅入ったり、さらにはやる気も起きず、意欲もなくなる、というように体の不調だけでなく精神的な不調にまで症状は進んでいきます。

ついに、お医者さんからは「不定愁訴」という、病名のような病名でないようなレッテルを張られ、この患者には何をしても治らないと、さじを投げられてしまうのです。

今では、外来患者の実に4分の3がこのような不定愁訴の患者さんたちなのです。

私は、35年以上にわたって、このような患者さんを数多く診《み》てきました。その臨床経験から言わせていただくと、このような症状は、患者さんの「自律神経が、きちんと働かない」ことからきているものです。いわば「自律神経失調症」ということになります。

では自律神経失調症とはなんでしょうか。

簡単に言いますと、前項で述べたような自律神経が正常に働かず、本来、人間が持っている体の自然な反応ができていないという症状を示しています。

冒頭に書いた症状を一つひとつ吟味していくと、すべての症状が、自分の力でどうにかできるような体の働きによるものではないことに、お気づきになられると思います。たとえば涙や目の乾き、口の渇《かわ》きなどもそうですし、心臓の動悸《どうき》もそうですが、本当なら体が自然と反応するものに、不具合が起こっているのです。

腕を使いすぎて、腕を痛めるといった類いの症状でないことは、みなさんにもすぐにおわかりいただけるでしょう。

汗の例で言いますと、暑ければ、体がそれを感じて汗腺に汗を出すように命令する、という本来、自律神経が行う単純な反応ができていないのです。暑くもないのに、汗が勝手に大量に出てしまうのです。

涙の場合であれば、空気が乾いていて目が乾きやすいときには、自律神経がそれを感じとり、涙腺から涙を分泌するように働きます。ところが自律神経が正常に働いていないと、空気が乾いて目も乾いているのに、涙を出そうとしません。

逆に涙が出すぎるときもあります。空気も乾いておらず、目の表面の水分も十分なのに、涙を出すという命令を自律神経が勝手に出してしまい、意味もなく涙が出てくるわけです。アクセルとブレーキにたとえるなら、信号が赤に変わるのを見て、ブレーキを踏まなければいけないときに、アクセルを踏みこむのと同じことをしています。

その他の症状もすべて同じです。自律神経が本来の働きをきちんとしていないことによって起こります。

このように、体調の悪さが、ウイルスや病原菌、あるいは腫瘍《しゅよう》やその他の異常によるものではないことが明らかな場合。つまり原因がよくわからない体調不良のほとんどが、自律神経の不調によるものといって差しつかえないと思います。

特に最近多く見られるイライラやうつ、めまい、気分が滅入《めい》る、頭が痛いなどの不定愁訴に分類されるものや、40歳以下の女性の更年期障害などの症状は、まさにすべて自律神経の異常によるものだと断言できるのです。

「首」と「副交感神経」の関係を発見したきっかけ

私は大学の医学部を卒業後、脳神経外科教室に入局しました。それ以来ずっと脳神経外科を専門として診療のかたわら研究を続けています。

脳神経外科医としては、ムチウチ症、頭痛、自律神経失調症、慢性疲労などの研究と診療に携わってきましたが、その過程で脳神経の疾病と「首」に、とても深い関係があることに気づきました。

実は、それまで首の筋肉は、医学上、大きなネックになっていたのです。

首は、大切な頭と体をつないでいる細い〝ブリッジ〟です。首と体が一緒に動いているときは問題ないのですが、頭を持ったり、急に体だけが止まるようなときは、細いブリッジに大きな力が加わり首の筋肉に異常が起きます。

交通事故などで起きるムチウチ症も同じです。今から35年ほど前に、ムチウチ症の研究をしているときに、首の筋肉をゆるめると、自律神経の症状である不定愁訴が軽くなることを見つけました。首の筋肉がムチウチ症の原因となり、不定愁訴を発症することがわかったのです。

首の筋肉の研究をさらに進めているうちに、ムチウチ症以外の病気でも、今まで治療法のなかった病気が、次々に、首の筋肉に原因があることがわかってきました。

そこで首の筋肉が原因で発症している病気をまとめて1つの疾患群にする、命名する必要が出てきました。

それを、東京大学時代の恩師の佐野圭司先生（東大初代脳神経外科教授）にご相談したところとても高く評価してくださり、「頸性《けいせい》神経筋症候群」（略して頸筋症候群）いう病名を命名していただきました。

その後、首の筋肉の異常、首のこりが、現在でいう不定愁訴や自律神経失調症にどれほど影響を与えているのかを知るために、研究を続ける日々を送りました。

首こりが、やはりそれら諸症状の大きな原因であるのではないかと推測した私は、その視点に立ってさまざまな症状を診てきました。すると本当に多くの症状が、やはり頸性神経筋症候群に当てはまることがわかったのです。

首の筋肉の異常が、「首こり」というものが、人間の体にさまざまな症状や病気を引き起こすことを発見しました。そして、首の筋肉を治して正常にすると、症状や病気が消えることがわかったのです

人間の首は、頭と体を物理的につないでいるというだけでなく、脳から体につながっている神経や動脈、静脈などの大事な血管がすべて通っている、まさに命の要所です。

この細くて重要な部分で、重さ6キログラムというボウリングの球ほどの頭を支え、なおかつ生きていくのに必要な神経や血管の通り道にもなっています。

ただ、自律神経の解剖学の詳細はまだわからないことが多いのです。神経そのものも他の神経と比べものにならないくらい細く、解明されていません。難しい分野でもありますので、世界的にも研究は進んでいません。

その分布がどのようになっているかは、まだ正確にはわかっていません。しかし、首に問題が発生すると、それらの指令が途中で邪魔されて各器官に伝わっていかなくなることを、10万人以上の患者さんの首の診察から、つきとめたのです。

これまでは、首の筋肉が原因で起こる病気はないというのが、医学の常識でした。異常を起こしやすい部位であるのに、古来、たくさんのドクターが首の筋肉が原因の病気をひ

とつも発見できなかったというのは私には信じられません。

人間にとってとても重要な部分である首を支えている筋肉がかたくなり異常が発生すると、副交感神経を失調させて、頭痛やめまい、その他不定愁訴と呼ばれるもろもろの症状を発症させていたのです。それは学会でも発表し、大きな反響を呼びました。

ですから首に障害が発生すると、副交感神経の指令が途中で邪魔されて各器官に伝わっていかなくなる。事故やケガなどで頸椎《けいつい》や脊椎《せきつい》を骨折すると、体が麻痺《まひ》してしまうのと原理は同じです。

従来の医学では、自律神経失調症は、交感神経の異常な働きによって起こるとされてきました。

しかし私は研究を続けるうちに、少なくとも首の筋肉の異常で起こる自律神経失調症はそうではないということを発見するにいたります。

交感神経の過剰な働きによって、自律神経失調症が起こるのではなく、副交感神経が阻害され、その働きが鈍ることにより、自律神経失調症が発症していたのです。

交感神経犯人説ではなく、副交感神経犯人説であったのです。

また同時に、私は首に「副交感神経センター」という重要なポイントがあることを発見しました。

人間の副交感神経の働きをつかさどる、大切な場所が、脳にきわめて近い首の上の部分にあったのです。

首こりによって副交感神経の働きが阻害されるというのは、実は首の上部にある副交感神経センターの働きが、首の筋肉の異常すなわち首のこりによって、その働きを阻害されることだったのです。

そして、それが原因となって体のあちらこちらに不具合をもたらしていたのです。

そこまでわかれば、患者さんを助ける方法を求めて、ずっと研究に明け暮れていた私の心に、一条の光が差しこみます。

何よりも首のこりを取り除いてあげれば、患者さんも、苦しみから解放されるのではないかと思えてきました。

どうやって首のこりを取り除けばよいのか、新たな研究課題が私の前にあらわれました。しかし、患者さんを治すためには、私の発見した副交感神経センターを首のこりから解放すればよい、という道筋は見えています。

あともう少しで、自律神経失調症など、頸性神経筋症候群に苦しむ患者さんを助けられるんだというやる気がわいてきました。

「副交感神経が健康のカギだった」

その事実は、私が、臨床の医者として、35年の長きにわたって、実に10万以上の患者さんを治療してきた、成果だったのです。

腰痛や肩痛とは違う首痛の危険性

インターネットが日進月歩どころか、1分きざみ、1秒きざみで進歩を続け、発達し続けているおかげで、あらゆる情報が私たちに向かって、それこそ24時間休みなく送り続けられます。

職場にいれば、ビジネスに関する新しい、大事な情報がパソコンから怒濤《どとう》のごとく押し寄せてきます。また家庭でテレビを見ていても、インターネットをチェックしていても、おいしくて行列のできる食べ物屋さんや、最新の流行のファッションなど、さまざまな新しい情報が飛び込んできます。

働いている人は仕事場で、家庭にいる人はお茶の間に、いっときの休みもなく飛び込んでくる、それらの情報に追われ、人々の生活は大きく変わりました。静かで安定したものではなくなり、ストレスにさらされる社会に変わりました。現代社会で、のんびりと穏やかな気分で日々生活を送ることは至難のわざになっています。

不規則な生活を強いられ、しかも仕事、家庭、人間関係と悩みはつきません。現代人にとってストレスと疲労は大きな社会問題です。自分で気づかないまま、大きな荷物を背負って毎日暮らしているようなものです。

そんな生活を続けていると、よく肩がこったりすることや、腰がパンパンに張って、痛むことがあります。それらの痛みは、肩や腰の筋肉に過度な負担をずっとかけていることや、無理な姿勢を続けることにより起こります。肩や腰に疲れがたまって、筋肉や関節が悲鳴を上げているのです。

ただ肩こりにはそんなにいろいろな原因はありません。単純に肩の筋肉がこっているわけです。肩が普段支えている上肢、腕というのは結構重たいもので、肩の筋肉に大きな負担をかけています。肩の筋肉はいつも重たい腕に引っ張られているわけです。それが肩こりの起きる大きな原因になっています。

腰痛の場合は、原因は1つではありません。筋肉痛の場合もありますが、痛みがとてもひどい場合には、椎間板《ついかんばん》ヘルニアが原因であることが多いのです。MRIを撮れば、すぐにでも判断ができます。これは筋肉の疲れとは関係なく、ヘルニアが神経を圧迫しているわけですから、ヘルニア状態を手術などで取り除いてやる必要があります。

そうではあるものの肩こりは、肩にしか痛みは起こりません。腰痛も、基本的には腰だけにしか痛みが起こりません。他のところに症状が出ることはないといえます。

では首こりはどうでしょうか。

今、少し首を触ってみてください。何かこりや痛みは感じますか？

みなさんが普通に触られても、首こりはわかりません。痛みもこりも、ご自身でお感じになることはないと考えていいでしょう。しかし、みなさんが触って感じることのできない首こりが、先述したように、現代人の抱える多くの症状を引き起こしている原因になっているのです。

日本語には昔から、「首」の入った言葉が数多くありました。

人を自分の支配下に置き、動けなくすることを「首根っこを押さえる」といいます。「(借金で) 首が回らない」といううれしくない表現もあります。「首を賭《か》ける」「首が飛ぶ」などがあります。昔の人も、首が人間にとって一番大事な場所であることが十分にわかっていたのでしょう。

このように首というのは、人間にとって、とても大事な部分であることを、みなさんにはあらためて理解していただきたいと思います。

首こりは、肩こりや腰痛とは根本的に症状が違います。肩のこりや、腰痛は、その部分にこりや痛みを感じるだけで、たくさんの症状を他部位に出すことはないのです。しかし首こりは、肩こりのように痛みを伴うことは少なく、それゆえ潜行しています。

何よりも首こりには、前述したように神経症状が出ます。不眠やめまいを始め、自律神経失調症、慢性疲労など、肉体的症状だけでなく、最終的に精神的な症状が出てくるのです。

首のある部分は非常にデリケートで、脳の一部といっていいほどです。マッサージやカイロプラクティック的な療法では治療してはいけないところがあるのです。

このように、肩こりと首こりはまったく異なるものですが、従来は一緒にされて、肩こりという言葉しかありませんでした。30年ほど前に首こりという言葉を新しくつくる必要がでてきてつくったのです。その頃は、首こりといっても、誰も相手にしてくれませんでしたが、ここ5年ぐらい前からやっと認識されてきました。

首こりが人間に大きな障害をもたらすことを、それも神経症的な障害をもたらすことがあることを、あらためてみなさんに認識していただきたいと思います。

副交感神経は幸せな生活を送るキーポイント

首こりからくる神経症状はたくさんあります。そして、それが、みなさんの体や精神にさまざまな悪い症状をもたらします。ひどい場合は、うつ状態にまでみなさんを追い込んでいき、行きつく果ては自殺です。首こりは、それくらい大変な病気ですから、そうなる前に、きちんと手を打たないと大変なことになります。

それは、首こり、すなわち首の筋肉が、副交感神経の働きを阻害することが大きな原因です。

今までの医療では、副交感神経の不具合によって、自律神経失調症などの神経症状が起こることは見過ごされてきました。私の長年にわたる研究によって初めて世間に知らされたと言っても過言ではありません。

ですから神経症状を取り去るには、首の筋肉を治して副交感神経の働きを高めてやればよいのです。

筋肉のダメージが大きく、修復が簡単でない場合は、私のような専門の医者にかかるしかありません。みなさんの手で回復することは不可能です。首こりを治療するという専門の治療だけが、副交感神経の働きを再建する方法になります。

しかしそこまで症状がひどくない場合や、まだそれらの症状が出ていない場合、なんとなく調子が悪いといったような場合には、私が本書で提案する方法で副交感神経の働きを高めてやればいいのです。

体調が良くなることを実感されることでしょう。

副交感神経の主な働きとしては次のようなものがあります。

唾液や胃液、膵液《すいえき》、腸液などの消化器系の体液の分泌を高めます。また胃腸や食道などのぜん動運動を活発にします。つまり食欲が進んで、食事をおいしく楽しめるわけです。

また心臓の心拍数を下げます。血管も拡張すると同時に血圧も下げるので、いわゆるリラックスした状態になります。

副交感神経がしっかり働いている状態は、すなわち心も体も、ゆったりとくつろいだ状況、すなわち幸せを感じる状態です。

逆に言えば、副交感神経の働きの悪さが不定愁訴といわれる体中のあちこちの不調を起こすのですから、自律神経失調症などの神経症状を出さないためには、副交感神経を常に高めるような生活をしなければいけません。

詳しくは後述しますが、常にリラックスした状態を維持するにはどうすればよいでしょうか。まずは快食快眠を心がけましょう。

とはいえこのあわただしい現代社会で、快食快眠など奇跡に近いかもしれません。ですが、なるべく普段から気をつけているだけでずいぶんと体の調子は変わります。

仕事など世間の憂さを忘れて没頭できる趣味を見つけることも大切です。簡単なことでよいので、何かを始めてみましょう。そして何よりも、それを楽しむときは、仕事や心の重荷になることをすべて忘れてしまうことが大事です。

心の片隅にわだかまりを持っていては、なんのための息抜きかわかりません。心身ともにリラックスした状態でいることが大切です。

それこそ何も考えずにボーッとして時間を過ごしてみたり、ご近所を目的も決めないままただぶらっと歩くのもいいかもしれません。

副交感神経は戦闘休止モードの神経ですから、くれぐれも何かに必死になってはいけません。テレビゲームなんかは遊びだからリラックスできるだろうと思われるかもしれませんが、特に格闘系のゲームなどはムキになってやると、どんどん心が戦闘モードになり、副交感神経でなく交感神経が高まってきます。寝る前にやりだすと、かえって眠れません。交感神経は戦闘モードの神経なのですから。

それに、何よりも首の負担のことを考えると、テレビゲームは首こりの大きな原因になります。最近、取りざたされているゲーム脳も、交感神経ばかり高まって、常に脳内が戦闘モードで、休息をとることができずに、カッとして、いわゆるキレやすい性格になるのかもしれません。ひと息入れるときに飲むのも、できればハーブティーのような、リラックス効果の期待できる飲み物をとるようにしてください。

いずれにしても副交感神経を高める生活とは、とにかくゆったりとした、落ち着いた時間を多く過ごすことにあります。仕事のない休みのときなどは、頭をしっかり切り替えて、常にリラックスした時間を持つようにしましょう。副交感神経を高めていれば、自律神経失調症などの神経症状に悩まされることはなくなっていきます。

幸せな気分にひたれます。副交感神経は幸福をもたらす、人類にとってとっても大切な神経なのです。

1章

首のこりを取れば体調が良くなる理由

健康になるカギは副交感神経にあった

交感神経は、以前より学会でも大きく取り上げられ、その働きを重視されるお医者さん、研究者の方がたくさんいらっしゃいました。

みなさんもアドレナリンという言葉を聞いたり、使われたことがあると思います。何か踏ん張るときに、また仕事などでここぞというときに、〝アドレナリンが出る〟という言い方をします。

実際、交感神経からアドレナリンが分泌され、興奮状態をつくりだします。血液中にアドレナリンが出されると心拍数が上がり、血管が収縮して血圧も上がります。戦いモードに突入するわけですから、胃腸の働きを下げて血糖値を上げます。体を戦闘モードにするのです。まさにアドレナリンなどは、交感神経の働きそのものといえます。

一方、副交感神経は戦闘休止モードの神経です。体を休め、心をリラックスさせるための神経です。仕事で疲れきった現代人には、本当に必要な神経だと思います。

しかし交感神経が重視され、研究も進んでいるのに比べると、副交感神経のほうはどちらかというとなおざりにされることが多く、重視されるお医者さん、研究者の方はそれほどおりませんでした。

私は、この35年間、その副交感神経の失調をずっと研究してきました。

昨今の慢性疲労の発生、不定愁訴の患者さんの増加を見ると、今こそ副交感神経の大事さをみなさんにわかっていただかないといけないと思っています。

慢性疲労や不定愁訴の患者さんたちは、多くは自律神経失調症と診断され、その原因としては交感神経の暴走ともいうべき状況がもたらしたものと思われていました。したがって対症療法としても、交感神経の働きを鎮める薬の投与が主なものでした。

しかし、私が発見したのは、これらの病気の原因が、交感神経の暴走ではなく、副交感神経の機能低下によるものだということでした。

交感神経がストレスなどによって異常に高まり、体を休ませない状態をつくり上げていたのではなく、体に休息を取らせるべき副交感神経が、まったく働いていないことによって起きていた症状だったのです。

前述しましたが交感神経と副交感神経は、アクセルとブレーキにたとえられます。

現在多くの患者さんが抱えている自律神経失調症の原因をそれになぞらえていうと、交感神経というアクセルの踏みこみすぎが原因で暴走しているのではないのです。

副交感神経というブレーキがまったく利かなくなっている状態なのです。

つまり「なんとなく調子が悪い。不調なのにその原因がわからない」というその原因は、交感神経にあるのではなく、副交感神経にあったのです。

悪くなった副交感神経をまともに働くようにしてあげれば、バランスのとれた自律神経の状態に戻り、健康な体を取り戻すことができます。

では、自律神経がおかしくなっているのはなぜでしょうか。

どうして副交感神経が正常に働かず、交感神経のみが働いていたのでしょうか。

自律神経失調症に悩む患者さんたちの臨床を続けるうちに、それらの共通点が判明したのです。

「首の筋肉の異常、つまり首こりが副交感神経の働きを阻害しているため起きている」

これら自律神経失調症や不定愁訴の症状は、頸性神経筋症候群と呼ばれる症状だったのです。

人間の体をきちんと機能させていくには、副交感神経の働きを健康な状態に戻してやることが大切なのです。重要なので何度も書きますが、交感神経と副交感神経はともに同じくらいに働かないといけません。それにもかかわらず現在の医療では交感神経の働きを抑える治療だけが行われています。正常な交感神経を抑えるという間違った治療が、患者さんたちに施されているのですから、おかしいと言わざるを得ません。

正しい治療は副交感神経を高めることなのです。私が副交感神経の治療法を完成するまで、自律神経失調の完全な治療法は世界のどこにも存在しなかったのです。

私が提唱するように、首こりの解消により、副交感神経の働きを阻害している要素をきちんと取り除き、正常な状態に戻すこと。副交感神経の働きをきちんと高めることが、自律神経失調症といわれる病気を治すことの近道であり、正しい道なのです。

実際に、その方法で、私は多くの不定愁訴や自律神経失調症の患者さんを治してきました。精神科でうつ病と判断された人でさえ、それが首こりからくる副交感神経の不具合によるものだと見抜き、副交感神経を高める治療を行うことで、うつ状態から回復させて、元気な体を取り戻していただいているのです。

現代人に大切な自律神経の働き

人間の無意識の間に行われる体の働きは、すべて自律神経によってつかさどられていると言えるほど、大切な働きをしています。

自分で意図しなくても、自律神経の働きで、人間の臓器や器官は勝手に働いてくれるようになっています。

人間の内臓の動きはすべて、自律神経である交感神経と副交感神経の支配下にあります。たとえば胃腸の消化運動、血圧の上げ下げ、脈拍の上下、それらのすべての働きをこれら2つの自律神経がきちんとコントロールしています。

このように自律神経というのは人間の生存にとって、ものすごく大事な働きをしているのですが、今まであまり研究されてきませんでした。しかし近年では、それらが正常に働かないことよる病気が増え、問題視されてきています。

たとえば血圧不安定などによって、体にさまざまな症状が引き起こされます。それらは不定愁訴として1つにくくられています。そのうち特に多いのが、疲れが少しも取れない、頭が重い、イライラする、眠れない、汗が出る、めまいがするなどです。

これらはケガでもなく、外傷でもありませんので、直接に薬を塗ったり、傷口を縫ったりという治療はできません。

これらはすべて自律神経の働きが阻害されることによって起こります。間違いなく、体の中で何かが大きな変調をきたしていると思われてきました。

普通の状態であれば、正常に働くはずの交感神経や副交感神経という自律神経が、過剰に働いたり、または何らかの理由により働かなくなってしまったり、体のあちらこちらに変な指令を出しているのです。それが不定愁訴や慢性疲労のような、さまざまな体調不良が起きる原因です。

人間が生命を維持していく上では、体を自分の力で動かせるものはほんの一部の筋肉くらいしかありません。それ以外はすべて自律神経の命令に従って、体を自律的に動かしています。眠っているときでも、自律神経が働いているからこそ、内臓も休まずに動いているのです。

問題は、体にとって必要な反応であるのに、自律神経が働かず、きちんと反応しなくなったときです。

自律神経が正常に働いている場合は、体に起こるいろいろな反応はいずれも体にとって有意義なものでした。つまりある情報を脳が察知し、自律神経を使って、各器官や臓器に対応させるのです。脳が暑いと感じれば、自律神経が汗を出すように命令します。ところが、自律神経失調症というのは、情報も入っていないのに、自律神経が勝手に反応を起こしているのです、来もしないオオカミが来たといって村人を困らせたオオカミ少年の寓話《ぐうわ》と同じです。

外敵も来ないのに警報が誤作動しているようなものですから、自律神経失調症の患者さんを診るお医者さんも大変です。火災が発生して警報が鳴り、その火を消せば警報も止まります。しかし今までの医療は、火災が起きているのに、鳴っている火災報知機だけを切るような医療が堂々と行われてきたのです。今も、燃えている炎と火災はそのままです。ここに現代医療の大きな誤りがあるのです。火災の本体部分の副交感神経を治さなければならないのです。

交感神経と同じレベルに副交感神経を高めて、交感神経が誤作動しないように副交感神経にバランス良く制御させるのです。副交感神経を高めることの大切さがここにあります。これこそが本当の解決法です。

前に述べましたが、アクセルとブレーキにたとえるなら、交感神経というアクセルを踏ませないのではなく、副交感神経というブレーキがきちんと作動するようにするのです。

自律神経の中の、交感神経と副交感神経は一対のもので、相互に作用しあうのが本来の姿です。一方の交感神経を減らすのではなく、もう一方の働きが悪くなっている副交感神経を高めて健全なバランスを取るのが正しい解決法になります。

現代人にとっては、これらの自律神経の正常な働きというものが、とても大事なものになってくると思います。自律神経がきちんと働くようになれば、慢性疲労も不定愁訴と呼ばれる症状もすべて解消します。

自律神経にいろんな影響を及ぼす首のこりを解消して、働きが阻害されている副交感神経を正常な状態に戻してやれば、体は正常に戻ります。

これが自律神経の本来の姿です。

副交感神経がうまく機能している人の共通点

普段暮らしていても必ずしも世の中いいことばかりが起きるわけではありません。昨今の経済状況では会社が潰《つぶ》れたり、苦境に陥ったり、辛いことも起こります。

しかし心を穏やかに保つ副交感神経が正常に機能していれば、ポジティブな思考で、そういった苦しい状況を乗り越えていけます。

それでは副交感神経がうまく機能している人というのはどういう人なのでしょうか。

簡単に言えば、健康な生活を送ることができている人です。気力も体力もまったく問題なく、毎日を快食快眠で過ごしている人です。ではなぜそういった生活が送れるのかを考えてみます。

普段の生活の中で、非常に社交性に溢《あふ》れ、人づきあいの上手な人や、または職場で人間関係を円滑にこなされている人がいらっしゃいます。

その人たちを見て感じるのは、つきあいの中でのチェンジ・オブ・ペースをうまくされているということに尽きると思います。

つまり人間関係の中での押し引きや、距離のとり方がとてもうまいのです。仕事も人間関係も押すばかり、堅いばかりではやはりダメで、ときには引いてみることや、柔らかく接することが効果を生みます。

部下や後輩を怒ってばかりの上司や先輩は、やはり下の人たちからは信頼されません。ときには叱《しか》り、ときには優しくするからこそ、みんなは上の人に信頼と尊敬を寄せて、慕うようになっていきます。

交感神経と副交感神経も同じです。交感神経をたかぶらせたままでいると、人間はとても疲弊します。常に戦闘モードでいるわけですから、非常に疲れます。

人間には休息が必要です。戦ったら必ず休む。これがないと精神が壊れていきます。

現代人の多くが、このように常に戦い続けている状態にいらっしゃると思われます。

簡単な例としてシャワーを挙げてみましょう。

朝、これから頑張るぞというときには熱いシャワーを浴びてください。頭がとてもシャキッとして、体全体に活力がみなぎり、気持ちもとても高まっていくはずです。これは熱いお湯が、交感神経を刺激して、体が戦闘モードになるからです。だから、テンションが下がってゆっくりしすぎているのに、これから仕事場に出かけなければいけないときには、熱い湯を浴びれば良いのです。

反対に、1日の仕事を終えて家に帰り、ホッとしたいときにはあまり熱くないシャワーを浴びましょう。ぬるいお湯は副交感神経に働いて、たかぶった神経を鎮めて、体全体をゆったりとリラックスさせます。ベッドに入る前に、ぬるいお湯にゆっくりつかっても、同じ効果が得られます。

1日中、家の外で戦い続けて、家の中ではゆったりする、この使い分けができる人は精神的にもとても安定した状態で日々の暮らしを送ることができます。副交感神経がきちんと働いて、体も疲れた部分を修復し、心もまた次の日に向けてリラックスし、しっかりと充電できていくのです。そんな方は翌日も、仕事場で自分の能力を最大限に発揮し、それがまた自分の評価を上げます。そしてまた気持ち良く家に帰り、体をゆっくりとまた休め、翌日に向けて英気を養えます。まさにプラスのスパイラルです。

では逆に副交感神経の働きが悪い人の暮らしはどうでしょう。

1日の仕事を終え、家に帰り、休息を取ろうとしても、まったく副交感神経が働かず、体がリラックスする状態になりません。お家にいらっしゃって、仕事をしなくてもよいのに、交感神経がめいっぱいに働いている状態、つまりアクセルを踏み続けたままの状態なのです。体はいっこうに休まらない、心の緊張も少しも解けない。気持ちはたかぶったままで疲れは少しも取れません。とりあえず休もうとベッドに向かっても、なぜか少しも眠れない。これでは心も体も休まりません。疲れた状態で、次の日に仕事に出かけても、職場では少しも活躍できない。心に重いものを抱えて、また家に帰る。

まさにこれが「うつ状態」に向かって坂道を転げるように突き進んでいく、マイナスのスパイラルです。副交感神経をきちんと働かせることのできない人は、とても辛い生活を送ることになります。首こりがひどくなるとこれと同じような状況になります。首の筋肉がとてもかたくなってしまい、副交感神経の働きが鈍ります。水を撒《ま》いているときにホースを踏むと、水が出にくくなるのと一緒です。

人間が生きていく上で、いかに副交感神経が大事かおわかりいただけたでしょうか。

首こりなどまったくなく副交感神経が最大限に働いている人は、健康で穏やかな生活を送っています。その反対に、副交感神経が働かずに、疲労を積み重ねて暮らしていますと、心と体にさまざまな悪い症状が出てくるのです。

首が悪い人は副交感神経の働きが悪くなっている

首というものはさほどに大事なのです。

首こりをなくす、首の筋肉に異常がないようにすることが必要であることを力説してきましたので、みなさんもだいぶおわかりいただけたことと思います。

では、首にとって何が一番いけないのでしょうか。首の筋肉が、どうなれば神経に影響を与えるのかを、みなさんも知っておいてください。

「首の筋肉はかたくなることが一番良くない」

簡単に言いますと、これだけです。

実際には、まずは首の筋肉を使いすぎないことです。あとは気をつけても無理かもしれませんが、頭部外傷やムチウチで首の筋肉を痛めないことです。

筋肉というものは、疲労した場合に、回復しようとして、血流によって運ばれる酸素と栄養を取り込みます。そうして筋肉内に溜まっている疲労の原因である乳酸がウォッシュアウトされて、正常な状態に戻していくのです。

首の筋肉は、腕の筋肉と同じ横紋筋からできています。同じ種類の筋肉なのですが、腕の筋肉は、比較的早い時期に疲労を感じたり、痛みで訴えたりします。脳に筋肉の使いすぎを早く知らせ、酸素や栄養の供給を促して、回復しようとするのです。

しかし首の筋肉は〝沈黙する筋肉〟といわれ、非常に我慢強いので、筋肉の疲労をなかなか脳に伝えません。

また首の筋肉は、日頃は意外と伸び縮みしません。それも腕の筋肉と違うところです。伸び縮みすれば、縮んだときに酸素と栄養が入って細胞がリフレッシュされるのですが、それもあまりありません。疲労が続き、回復できないまま限界点を越えると、筋肉中に処理されずに溜っている乳酸が原因で、筋肉組織に変性が起こり始めます。

するとしだいに筋肉が伸び縮みできなくなっていくのです。そして気がついたときはもう遅く、筋肉に変性をきたしているということが多いのです。ですから、もしみなさんに首こりの自覚症状があるようであれば、相当悪くなっていると言ってよいでしょう。

筋肉が伸び縮みできない状態というのは、レントゲンではっきりと観察できません。レントゲンでの診察では、首の筋肉自体は写りません。

私はいろんな角度から撮影したレントゲン写真から総合的な画像診断をして、首の筋肉がすでに変性を始めていて、伸び縮みがもうできなくなっているかどうかを判断します。

整形外科で撮影するレントゲン写真には、ストレートネックというのがあります。整形外科的には、ストレートネックを持った方の首にトラブルが多いという現象面を述べただけのものです。

ストレートネックという言葉が使われるよりもずっと前、30年以上前から、私は「ストレートサイン」という言葉を使っています。

一度、健康な人の首を触ってみてください。きっとその人の首はやわらかいはずです。そういう人は、首の筋肉が少しも変性していません。したがって、きちんと伸び縮みもしているし、筋肉がかたまっていないのです。

しかし慢性疲労や、不定愁訴に悩む人の首はそうではありません。たとえば病院に行くほどの症状はなくても、実際は首がパンパンにかたい、張っているという人がいたとします。首がパンパンに張るというのは、頸性神経筋症候群のサインともいえるでしょう。つまり首がかたくなっていることを示します。

それは首の筋肉の変性の結果です。その時点では自分ではわかっていないかもしれませんが、そのうちにそういう人には悪い症状がいっぱい出てくるはずです。

首の筋肉がかたいだけで症状が出ないということはありません。まだ自覚症状が出ていないというだけのことです。特にパソコン作業や携帯やゲームなどのしすぎで、前かがみの生活が続き、首こりがひどくなると、副交感神経が正常に働かなくなります。

ただ、筋肉がやわらかくなって正常に戻ると、自律神経失調症の症状がきれいになくなっていきます。これは私が今までに経験したたくさんの患者さんの症例から導きだした結論です。

見逃されやすい首からのサイン

前述のように、これほどまでに首の筋肉を痛め続ける生活習慣をしていると、そこからいろいろな病気を発症します。私は、一連の首の筋肉から起きる症状を長年研究し、これらを頸性神経筋症候群と名づけました。これにより首の筋肉の治療が大事であると提唱し、多くの方の賛同をいただくようになったのです。

ですから病院をまわってドクターショッピングされても、いっこうに症状の改善されない患者さんは、まず私のような首の専門家のところへお越しいただければよいのです。しかし実際は、それもなかなか簡単にはいきません。なぜなら首の診察は大変難しいものがありますので、きちっと診察できるドクターがまだいないのです。

何よりも現代の医学では、「首」というものが重要視されておらず、頸椎の周囲に存在する「僧帽筋」「頭板状筋」「頭半棘筋」「胸鎖乳突筋」の4つの大きな主要な筋肉のうち、真ん中の2つの頭板状筋、頭半棘筋の名前を即座に言えるお医者さんさえいないのです。

医学生のときに、解剖の実習をお医者さんはすべて経験しているのですが、首の筋肉から起きる病気はないとされていましたので、首の筋肉は省略され、教えることはしません。

私は、ドクターが50人から100人集まる会があると、いつも「僧帽筋の下にあって、上下に走る大きな2つの筋肉の名前を知っている先生はいますか」と質問しますが、今までのところ、答えられたドクターはひとりもいません。この例からもわかるように、「首」の研究はないがしろにされてきました。

私は35年以上もの間、首の筋肉に関する研究を続けてきており、臨床では10万人以上の患者さんを診察し、そこから派生する病気をずっと診てきておりますので、首のこりやそれから起こる頸性神経筋症候群かどうかは、すぐに診断がつきます。首こりは、軽い人を入れれば、みなさんの80%以上の方の首が悪い状態であると推定できます。

それだけでなく症例によりますが、私の場合は首の状況を診察することで、過去にその患者さんが受けた外傷のことまでわかってしまいます。特に頭部外傷などを経験された場合は、確実にそれを見つけることが可能です。

首のMRIを撮りますと、異常が起きているのはほとんど頸椎《けいつい》の5番、6番の間の椎間板です。ところが、若いのにとんでもないところが異常を起こしている方をみることがあります。そういう人は過去に頭部外傷かムチウチのあった可能性が高いのです。

私は患者さんの首の筋肉を触診して、首のこりを見つけ、そのこりが頚性神経筋症候群を引き起こしているものであるか、そうでないかを診断したりします。また前述のように過去に受けられた頭部外傷まで見つけるので、私の指のことを〝ミラクルフィンガー〟とか〝神の手〟などとおっしゃってくださる方がいらっしゃいます。

確かに患者さんにすれば、私が患者さんの首の筋肉を何度か触るだけで、頚性神経筋症候群であることを見つけるだけでなく、過去に受けられた外傷まで見つけるのですから、そう思われるのも無理のないことです。

しかし長年、患者さんの首を丹念に触診し、研究してきましたので、簡単に見極められるようになったのです。決してミラクルでも超能力でもありません。日々、患者さんと接し、数多くこなしている診療の積み重ねであり、当然のことだと思っております。

しかし今の医学界では、自律神経失調症や不定愁訴のような症状が出ている患者さんに対し、首の状態を診たりはしません。首のこりが原因であるにもかかわらず見逃されているのです。

原因不明の体調不良が続いている方は、まず首を疑ってください。そこに原因があることが非常に多いのです。ただし、みなさんが自分の首を触って首のこりを見つけることは容易ではありません。これが首のこりが諸症状の原因として見逃されている、とても大きな理由です。私ですら、自分の首をちょっと触ったくらいで判断することはできませんし、簡単に見極められるものではないのです。

専門家である私が、患者さんの後ろに立って、しっかり、ゆっくりとていねいに、首の筋肉を触診することで、筋肉の損傷を見つけることができるのです。ですから自分のことはわかりません。

どちらの病院に行かれても治らない、ドクターショッピングを繰り返す方がお越しになれば、まずは首の筋肉を触らせていただいて、首こりを診《み》ます。その後は、首の筋肉、骨などの状況を見るためにさまざまなレントゲンや首のＭＲＩを撮ります。

そして正確な診断を下すのです。

「最近、疲れが取れない」と思いませんか

今までと何ひとつ変わらない日常生活を送っているのに、最近なぜか疲れが取れないな、と思ったことはありませんか。

先に書いたように、現代社会は人間にとってかなりストレスが多いものです。情報の溢れるような多さだけがストレスの原因になっているのではないでしょう。

会社の人間関係、家族関係、駅や車内で目にする迷惑行為など、いろいろなことがストレスとして積み重なり、それらが精神を疲れさせている、とみなさんは思われているかもしれません。しかしこれは実はストレスからくるものではありません。ところが疲れが少しも取れないだけでなく、頭が重い、イライラする、眠れない、ときどきめまいがする、などの症状が徐々に重なり、体を余計に疲弊させます。でもこれらを治すために、いろいろな診療科目のお医者さんに行かれても、何ひとつ解決しないことがとても多いのです。

確かにその中には、はっきりと原因が判明し、その症状を解決できる病気も少しはありますが、近年ではむしろ原因がわからず、いろいろな症状が次々とあらわれるものが増えていて、大きな問題になっています。

ある症状が出て病院に通う。処方された薬を飲むとしばらくはその症状が姿を消します。しかしすぐに次の別の症状が起こり、解決するとまた別の症状があらわれる。まさに〝モグラたたき〟のような病院通い生活が続きます。そして根本的な解決法が見つからず、人々の体そしてついには心までもむしばんでいきます。

体のいろんな部分に、次々といろいろな症状があらわれ、さまざまな自覚症状が出てきて人々を悩ませるのです。頭が重いのが治っても、イライラするという状態は取れない。イライラを治してもらおうと違うお医者さんに行けば、今度は少しも疲れが取れない体になる。やがて、眠れない、めまいがする、何もないのに汗が出るなどと次から次に新しい症状が起こる。

個々の症状を解決するには、最近では対症療法としてよく効く薬がありますので、一時的になくなったような気持ちになりますが、すぐに違う異常が体に起こったり、前の症状の対処療法の薬が効かなくなるのです。当然ですが、具体的な原因も判明せず、あらゆる検査を、何度繰り返しても、はっきりとしたことがわからない状態が続きます。近年ではそういった症状が続くことを、「不定愁訴」と名づけ、まとめて表現するようになりました。

症状をまとめて不定愁訴と名づけたからといって、症状が止むことも、病状が改善されることもまったくありません。解決できない事件の書類箱に「迷宮入り」と書いて、倉庫の奥に押しやるのと同じ状況です。書類が山積みになって増えていくだけで、何ひとつ解決するわけではありません。不定愁訴というレッテルを患者さんに張って、答えを出せないまま、とりあえず対症療法でごまかすのです。

医師にとってはお手上げ状態で、対症療法の投薬をして、その症状を鎮めますが、違うところに新たな症状があらわれ、また違う診療科目の医師のもとを訪れます。誰も根源的にその症状を取ることができません。ほぼ不治のものとして片づけられ、患者さんの悩みは増すばかりです。

それらの症状が起こるのはどうしてなのでしょうか。はっきりとわかっていることは、副交感神経失調がこれらすべての症状を引き起こしているという点です。

ところが副交感神経失調を治そうと思って、いろいろな専門医にかかっても、いっこうに治らないのは、どのお医者さんも、副交感神経失調の本当の原因を見つけることができないことにあります。それぞれの専門医の方でも、みなさんの体の何が副交感神経失調をもたらしているのか、わかっていません。

ではは副交感神経失調の本当の原因とはいったいなんでしょうか。一般に言われているように、ストレスがその原因でしょうか。しかしストレスを減らしても副交感神経失調が完治することはあまりありません。むしろ少ないです。心療内科に通っても、なんら治癒する方法も見出せず、治る可能性はないのです。

そう、〝首〟が原因です。首こりは、先述の肩こりや腰痛と違って、みなさんの体にさまざまな神経症状をもたらします。これが厄介なのです。したがって首こりを解決しない限り、どの診療科目に行こうが、そのお医者さんが患者さんの病状を改善することはできません。患者さんの体の悩みを解決することは不可能なのです。

1日3時間うつむいている人は危険信号

東京・虎ノ門にある東京脳神経センターは、オフィス街の真ん中に開設していることもあって、ビジネスマンやOLの方も数多く見えます。

それらの方も、やはり体の不調をそこかしこに訴えられ、都内のいろいろな病院、診療科目を回られるのですが、いっこうに症状が改善せず、私のところへ駆け込んでこられるのです。

不調の内容はやはりみなさん似たような症状で、疲れが少しも取れない、頭が重い、イライラする、眠れない、汗が出る、ときどきめまいがするなどです。デスクに座って、パソコンに向かう時間が仕事上多いのでしょうか、ドライアイ、ドライマウスなどを訴えられる方もたくさん見られます。

みなさんの体のお悩み、お仕事の状況を伺い、それぞれみなさんの体を検査させていただくと、やはり首のこりから起こっている副交感神経失調であり、それに起因する症状だと判断して差し支えないことがほとんどです。

ではその原因はなんでしょうか。

まずは間違いなくパソコンです。パソコン作業が、体調不良の原因です。

パソコンは今や仕事場で使うだけではありません。電車の中でもノートパソコンを開き、お仕事を続けていらっしゃる方をよく見かけます。お家にも、必ずパソコンをお持ちになり、家庭にいらっしゃるときも、1日の少なからぬ時間をコンピューターの前で過ごされていると考えられます。

会社員の方だけでなく、主婦の方や、学生さんでも、家や学校、それだけでなくインターネット・カフェなどで、パソコンを操作されていることでしょう。実は、こういったパソコンの前で何時間かを費やす生活が、常にみなさんの首に知らぬ間に大きな変化を強いることとなり、首こりをつくる大きな原因の1つになっているのです。

肩の痛みの場合は、その多くが肩の筋肉の疲労から引き起こされます。その一番大きな理由は、肩が上肢という、とても重たいものを1日中ずっと支え続けていることにあります。

首こりも同様です。首は、頭というとても重たい、しかし人間にとって最も重要なものを、起きている間はずっと支えているのです。会社や学校で机にひじをついて、肩を休ませることはできても、首を休ませることはあまりありません。

体格の大きさにもよりますが、成人の男女であれば、平均的なものですが、頭部の重さはおおむね6キログラムといわれています。

頭という、それもかなり重たいものを、体全体、特に背骨や背筋もふくめて支えているのであれば、さほどそれは首にとっても大きな負担とはなりません。「しっかり背筋を伸ばして」というのは、人間の理にかなったことなのです。姿勢を良くしなければいけないのは、何よりも物理的な理由が一番です。背筋をまっすぐ伸ばして、頭の重さを体全体で支えるのです。見た目に良いというのは、あくまでも2次的な理由でしかありません。サルからヒトに進化して、直立歩行をするようになってから、他の生物に比べるとかなり大きい脳を持つ人間は、その重たい頭を体全体で支えるのが、永遠の課題であり大きな悩みなのです。

ところが、パソコンを見る姿勢、特にノートパソコンを見る姿勢というのは、いつも前かがみで、パソコンに対して、正対していることなどないでしょう。つまり、重たい頭が首よりずっと前に位置しており、首の後ろの筋肉だけでそれを支え続ける状態になっています。

1日のうち3時間を、うつむいたその姿勢で過ごしている方は、とても危険な生活をしているといえます。首の筋肉を痛める行為を毎日繰り返しているわけです。首こりに向かって突き進んでいます。そういった前かがみの生活が、みなさんの体の不調をつくり出していると言っても、過言ではありません。

日常のご自分の生活をもう一度見回してみてください。

デスクワークでは、書類を読んだり作成されたり、または日々の伝票を処理したりすることもあるでしょう。それらパソコンを使った業務が、うつむき姿勢のまま行われます。通勤途中の電車でも、携帯型ゲーム機でゲームをしたり、携帯電話でのメールのやりとりなどはずっとうつむいている状態です。家庭に戻られても、やはりパソコンやテレビゲームを使うでしょう。前かがみや、うつむいている状態でいる時間を多くとっていませんか。

人は自分でも気がつかないうちに、かなりの時間をそういった姿勢で過ごしていると思います。現代人に特有の生活習慣が、首を悪くする原因をつくっているのです。

20年前と生活習慣が大きく変わった

日本の1年間の医療費が、2010年では約36兆円にのぼると、厚生労働省から発表がありました。

赤ちゃんから老人までいれて、日本人の人口が1億2800万人だと同年に行われた国勢調査で出ていますので、1人あたりの年間の医療費は約28万円にもなります。1ヵ月当たりにしますと、2万3000円ほどの多額の医療費を支払っています。

これらは高額医療といわれる先端技術を用いた手術や、不治の病による入院、難病指定を受けた医療なども含まれた医療費の総額です。

このうち外来患者さんの比率は約40%という結果が出ています。単純に計算すれば、10兆円以上にのぼる金額が外来の医療費です。1人当たり1年間に約11万円になります。家庭によっては、乏しい家計の中から、毎月約1万円をやりくりして、外来の医療費を支払っているのです。

では患者さんの総数はと言いますと､日本中の1年間の外来患者数は､延べで約7100万人になります。日本人の人口の約半分にのぼる数の患者さんが、なんらかの病をかかえて、外来の門をくぐるわけです。

しかし、その中には首こりによる副交感神経失調に起因する不定愁訴の患者さんの、しかもドクターショッピングが非常に多いと思われます。

外来患者さんの数の、その4分の3が不定愁訴に悩む患者さんと言われています。この患者さんたちは、原因が1つでありながら、それがわからずに症状を軽くする薬を出され帰されています。症状は1人にいくつもの診療科の症状が出ているので、また別のいくつもの診療科目で何度も診察を受けて、多額の診療費を払い続けています。

7000万人の外来患者さんですが、その4分の3である約5000万人という数字は延べ人数の数字ですので、患者さんがドクターショッピングと呼ばれる病院回りを繰り返されて、お1人で5つの病院をたらい回しにされていると推定すれば、約1000万人の方が不定愁訴の患者であると思われます。

それにしても日本人の人口の1割もの方が、この病に悩んでいるのです。これはすごい割合です。しかも赤ちゃんや子どもは不定愁訴に悩むことはないので、実際はもっと多くのパーセンテージの成人男女の方が、辛い日々を送られています。

私としては、1日でも早く多くの患者さんを助けたいと心を痛めるばかりです。医者としてだけでなく、ひとりの人間として率直にそう思います。

ではなぜこれほど多くの人が不定愁訴を訴えるようになったのでしょうか。大きな理由の1つは、日本人の生活習慣が20年前に比べて大きく変わったことにあると考えられます。

1990年のはじめに、携帯電話を持っていた人が何人いたでしょうか。携帯電話が出る前に自動車電話というのが普及しだしましたが、価格も高く、一部のお金持ちの人や仕事上どうしても必要な人の車にしかつけられませんでした。

やがて携帯電話が発売されましたが、出始めた頃は、電話自体も無線機のように大きく、携帯という言葉とはほど遠く、また値段も高価なもので、誰もが持てるものではありませんでした。しかし今や小学生ですら親から与えられて持っています。

同じ頃に、家庭用コンピューターゲーム機が発明され、爆発的なヒットとなります。ほとんどのお家にこのゲーム機が普及していきます。子どもから大人までがこの機械のとりこになり、毎日何時間もゲーム機を相手に時間を過ごす人が増えました。

続いてコンピューターが、パソコンとして小さくなり、職場に家庭にと、一般に使用されるようになりました。誰でもが簡単にインターネットを通して世界とつながります。やがてパソコンはますます小さく、便利になり、職場だけでなく、電車内や喫茶店等の外出先ですら、パソコンを使う仕事が可能になったのです。

さて、これらのＩＴ機器の進歩が、私たちの生活に何をもたらしたでしょうか。もちろん便利になったことは間違いありません。しかし、それ以上に起こった生活における変化は、人々がうつむきの姿勢でいる時間を飛躍的に増やしてしまったのです。

サラリーマンにしても、朝起きて朝刊に目を通し、通勤電車内で新聞の続きを読んだり、車内の吊《つ》り広告を漠然と見ているという背筋を伸ばした生活は激変しました。朝から家庭でパソコンのスイッチを入れ、通勤電車内では携帯やスマートフォンを見続ける。

会社に着いても仕事はパソコン、営業に出てもノートパソコンで仕事を続けるという毎日を送っています。つまり1日中、うつむきの姿勢でいるわけです。なんと首の筋肉に負担をかけ、痛め続ける生活でしょう。これで首こりにならないわけがありません。多くの人が、首こりからくる副交感神経失調になるのも無理はないでしょう。

自分で治せる人、通院したほうがいい人

では、交感神経だけでなく、副交感神経をバランスよく、上手に生かしていく生活をするにはどうすればよいでしょうか。

まず自分の自律神経が今、いったいどういう状態であるのかを判断するために、以下の問診でチェックしてみてください。

1　□頭が痛い　□頭が重い
2　□首が痛い　□首が張る
3　□肩がこる　□肩が重い
4　□風邪を引きやすい　□風邪気味のことが多い
5　□めまいがある　□天井がまわった、下界がまわった感じがある

6　□フワフワ感がある　□ふらふらする　□立っているときなんとなく不安定
7　□吐き気がある　□食欲不振　□胃痛、不快感がある　□食べ物を飲み込みにくい
8　□夜、寝つきが悪い　□夜中、目覚めることがある
9　□血圧が不安定である　□上の血圧が200前後になる
10　□暖かいところに長くいられない　□寒いところに長くいられない
11　□汗が出やすい　□汗が出ない
12　□静かにしているのに心臓がドキドキする　□急に脈が速くなる
13　□目が見えにくい　□像がぼやける
14　□目が疲れやすい　□目が痛い
15　□目が眩しい　□目を開けていられない
16　□目が乾燥する　□涙が出すぎる
17　□口が渇く、つばが出ない　□つばが多い
18　□微熱が出る　□微熱の原因が不明である
19　□下痢をしやすい　□便秘をしやすい　□腹部症状がある（腹痛などの胃腸症状）
20　□すぐ横になりたくなる　□昼間から横になっている

21 □疲れやすい（全身倦怠） □全身がだるい
22 □何もする気が起きない □意欲または気力がない
23 □天候悪化の前日、症状が強くなる □〝自分の天気予報〟がよく当たる
24 □気分が落ち込む □気が滅入りそうだ
25 □１つのことに集中できない □記憶が低下した
26 □わけもなく不安だ □いつも不安感がある
27 □イライラしている □焦燥感がある
28 □根気がない □仕事や勉強を続けられない
29 □頭がのぼせる □手足が冷たい □手足がしびれる
30 □胸部が痛い □胸部圧迫感がある □胸がしびれる

体の発するサインを感じ取れれば一番良いのですが、なかなか自分ではわかりません。そこで少しでもその兆候をつかむためにも、この30項目の問診を自分でチェックいただくのが、一番わかりやすいと思います。

これを使えば答えがはっきりしてきます。

当てはまる項目が4つ以下の方は、首に異常は見られません。検査や治療の必要はありません。自律神経も問題なく働いているようですが、ただ、今言ったような生活をしているのですから、ぜひ次章からのセルフケアは行ってください。

5〜10項目の方は、まだ軽症です。大部分の人はここに入ります。これくらいですと、まだ自分の力で治すことが可能な段階です。しかし首のこりは始まっています。首の筋肉の負担を減らすように、今後の生活は十分に気をつけてください。頸性神経筋症候群の予備軍です。もちろん次章からのセルフケアは必要です。

うつむき生活を減らし、パソコンの使用時間を減らすことのできない方は、休息は必ずとるなどして、首の筋肉が傷まないようにしましょう。携帯電話やスマートフォンを使うときも、姿勢を常に気にしてください。下を向いていないか、首に余分な負担をかけていないかと注意が必要です。

11〜17項目の方は要治療です。自分の力で治すことはかなり難しくなっています。

一度、病院にお越しになって検査（治療）を受けてください。あわせて次章でとりあげる首の体操をするなど、腰を据えて治療に向き合わないと、取り返しのつかないことになります。

18項目以上の方は、重症です。すぐにでも医師による治療を開始してください。首こりにより、働いていない副交感神経は、自分でやる体操も含めて、一度きっちりと治療すれば正常に働くようになります。

そして今まであった症状のほとんどがおさまり、自律神経失調症が治ります。筋肉を正常に戻すと、神経がまともに働くようになるわけです。

首の筋肉が変性し、かたくなっていて、その結果、副交感神経の働きを阻害して症状を出すわけですので、筋肉を元のやわらかくて正常な状態にしてやれば、神経は元の働きをとり戻します。

この病気に関しては、首の骨は直接には関係ありません。私の病院の場合、低周波を中心とした物理療法で治療を行います。そうすれば筋肉のこりが取れていきます。

首の筋肉が正常に戻ると、自律神経が正常になって体のほうも良くなる。

もともと首の骨がちょっとおかしくても、それも筋肉がやわらかくなることで、自然と正常な状態になります。再発もしませんし、薬を使った治療ではないので、副作用もまったく考える必要がありません。

では、具体的なケア方法について次章から述べていきたいと思います。

2章

1日5分　これですっきり
首こりが取れる！

〝休めて温めてまわす〟考えの基本

首こりのやっかいなところは、普通の肩こりや腰痛の治療のようなやり方では、まったく治らないことです。

首の筋肉の一部は大変デリケートですので、マッサージやカイロプラクティックなどの療法が使えません。むしろ首こりをこのような方法で治そうとすると、かえって首の筋肉を痛めてしまい、自律神経症状がより悪化する可能性があります。

1章でご紹介した問診表（72〜74ページ）で、「はい」が11個以上あった方は、体操や他の方法では治せませんので、必ず治療を受けてください。

首こりを取るためには、どのような治療を受けなければいけないのかご心配でしょうが、外科的な手術など痛い治療はいっさいありません。首の筋肉の損傷は、外から治すことができます。首のこりをほぐしてやって、元の伸縮自在な筋肉にしてやればよいのです。

ただ、首の筋肉は脳の一部と考えたほうがいいほどデリケートです。急激な治療はできませんから1日や2日では治せません。私の病院では、遠赤外線によって首の筋肉を温めながら、特殊な低周波の刺激を与えることによって筋肉のこりをほぐします。指示通りにしていただき、根気よく治療を受ければ、3カ月で大部分の方が治ります。中には治療に時間がかかる方もいますが、そういう方は再入院で対応しています。

しかし、「はい」という答えが少なかった方は、まだ首こりがそれほどひどい状態になっていないので、後述する体操や首をいたわる方法をきちんと実践されれば、頸性神経筋症候群と呼ばれる症状に進むことはありません。

首こりにならないようにするには、筋肉が疲労を通り越して変性しないようにします。まずは首に負担がかかりすぎないように、普段の生活で心がけることです。

前かがみで過ごすことや、うつむいた状態を長く続けることは避けましょう。

パソコンなど、仕事上避けられないときは、できれば15分に1回、難しければ30分に1回は作業を中断して、頭を後ろに30秒倒しましょう（ネックレスト）。

適度に休憩を入れるようにして、首の疲労をとりのぞいてあげることが大事です。首の後ろの筋肉は、仕事中ずっとボウリングの球と同じ重さの頭を引っぱり続けているのですから、酷使に酷使を重ねています。緊張したままの首の筋肉を、定期的にゆるめてやることがとても重要です。

次に首を冷やさないことです。

これは、寒さと首の筋肉のこりが関係していることをご存じの方が少ないので、誰もがおろそかにしていますが、首の筋肉には寒さは大敵なのです。

そもそも寒い所では体温が逃げないようにと、筋肉がかたくなるようになっています。みなさんも冬場に動かれるとき体中がカチンコチンになっている経験がおありでしょう。ですからスポーツ選手などは、冬場のゲームや競技では、夏のそれよりも念入りなウォームアップを欠かしません。

それをしないと選手生命を絶つような大ケガをする可能性があるのです。体全体の筋肉が十分に温まってから、ゲームや競技に臨むのです。

首の筋肉も同じです。縮んでしまった筋肉では、血液が流れにくくなり、酸素と栄養がきちんといきません。そうなると、かたくなってしまいます。

寒さの厳しい冬場であれば、みなさんも厚手の上着をはおったり、または下に何枚か着込んだりされて、寒さ対策をされます。しかし首は意外に寒さ対策はされていません。

特に見逃しがちなのは、夏の首の冷えです。いつも外気にさらされているのは、顔、首、手ですが、顔と手は冷えても神経症状を起こしませんが、首は冷やすと不定愁訴が出ますので、夏でも冷房の利いた部屋ではスカーフなどで首を巻いておくことが大切です。

真夏の暑い日ですと、職場やお店、そして電車の中とクーラーがガンガンにきいていきます。女性は冷え性の人がわりと多いので、室内でも衣類を1枚はおったりされますが、男性はそのままの方がほとんどです。しかしそんな女性でも、首に何か1枚、防寒用に巻かれることはありません。ましてや男性はそのまま冷気にさらされています。

首こりに冷えは厳禁です。筋肉をほぐすためには、必ず首は温めましょう。

首の筋肉を十分にウォームアップしたところから、首こりを取る体操はスタートします。ただ、片頭痛の方は、症状を強くする可能性がありますので、温めるのはおすすめできません。そんな方を除いてこれから私がすすめる体操を行ってください。

「朝と晩に」いつやるかの基本

首のこりを取るために、それから私がすすめる「555体操」をやっている患者さんから、ときどき質問をいただきます。「何かと忙しく一度にまとまった時間がなかなかとれない。もし1回だけするなら、朝、昼、晩のいずれの時間にすれば効果が一番ありますか」というものです。

医学的に言ってしまえば、朝と夕方に2回するのが一番いいといえます。

しかし1回だけ体操するなら、仕事を終えた後の、夕方が良いでしょう。朝は、一晩、寝ていますから、首の筋肉の疲労は夜に比べて比較的少ないためです。

しかし何よりも肝心なことは、体操を毎日必ずやること、それに尽きます。

そして時間を見つけて、1日1度ではなく1日に3度はするように努力してください。体操を全部こなしても、5分です。日々の努力の積み重ねが、遠回りのようでも首のこりを取るための、一番の近道です。この体操は、日頃、伸縮しない首の筋肉をすべて伸縮させるようプランニングしてあります。

ただどうしても1日に3回の時間がとれない場合は、自分の都合の良いときにするしかありません。しかし基本的には、いつやっても効果は変わりませんので、できるときにしっかりと行ってください。もし朝、昼、晩のどれか時間が選べるなら、次を参考にして体操の時間を決めてください。

首の筋肉は、1日のほとんどの時間を、頭という大変重たいものを支え続けています。睡眠時間というのは、首がその重労働から唯一解き放たれる時間です。

では昼ではダメなのかと思われるかもしれません。

日中は、首が一番酷使されている時間帯です。生活している間、ずっと頭を支え続けていますから、筋肉は縮むことができずに疲労を溜めたままです。働いている人の場合は、仕事が忙しくなって、ご家庭にいらっしゃると炊事や掃除、洗濯で、ついつい首のことなど忘れて自分がやらなければいけないことに没頭することが多いと思います。

常に硬縮させられている首の筋肉を元に戻してやるには、昼間の体操が大切ですし、効果も十分にあります。

しっかりと体操をして、筋肉をやわらかくしてやらないと、かたまってしまい首こりの原因になります。

では夜はいつがいいでしょうか。

もろもろ一段落して、もう休もうかというときでもかまいません。体操をする理由は、首の筋肉をゆるめるとともに、副交感神経を活発にさせることでもあるのですから、体がゆったりとリラックスしている状態が望ましいのです。

あとこれまでに体操を実践されている患者さんが試したことですが、入浴時に湯船につかってやるのも良いでしょう。

大きな理由が2つあります。1つは、首の筋肉にとって冷えは禁物ですから、湯船に首までつかっていることが、首の筋肉を温める意味でも理想的です。

ですので、半身浴ではいけません。かえって首の筋肉を冷やしてしまいます。必ず首までしっかりつかって体操をしてください。

もう1つは、温かいお湯の中にいると、寒さでかたまっていた筋肉が、お湯によって温まり、やわらかくなる効果があります。首の体操だけでなく、入浴しているときは筋肉の緊張もすっかり解けて、リラックスしています。自然にウォームアップをすませたのと同じ状態で、体操がとても効果的になります。

もしお風呂から上がって、寝る前に体操をされるなら、後述する「ホットタオル」を首に巻くのも良いと思います。

せっかくお湯で温まった首を、冷やしてしまってはいけません。湯上がりに体操をされるときは、湯冷めしないように、首を温めながらやってください。

いずれにせよ、首の体操は、できるだけゆっくりと、ていねいに行うようにしましょう。無理な力を首にかけたり、首の筋肉の負担になるようなやり方はやめてください。かえって首の筋肉を痛めてしまいます。

日常生活では、いつも首の筋肉をかたくする動作しかしていないと言ってもいいでしょう。だからこそ時間帯にとらわれず、ほんの数分でも空いている時間を見つけて、しっかりと体操をして、首こりを防ぎましょう。

次に具体的な体操をお教えしますが、1日たった5分で大丈夫なのです。

それを、まずは2週間、やってみる。

それを目標に行ってください。

1日5分「555体操」はこれだけカンタン

では、実際に体操をご紹介しましょう。

毎日これらの運動を定期的に続けることで、首のすべての筋肉をゆるめる、やわらげることができます。1日に3回行えば、2週間ほどで効果が感じられるでしょう。

いずれも無理はしないで、またいきなり始めずに、ゆっくりと運動してください。

「555体操」（松井式555ネック体操）

体操には、背もたれのあるイスを使用し、深く腰掛けて行ってください。

①首の柔軟体操Ⅰ

首を左右にゆっくりまわします。頭を前方に倒して、まず左からゆっくりと1周させます。続いて右からまわします。この運動を5回繰り返します。

②首の柔軟体操Ⅱ

首筋をしっかり伸ばして顔をゆっくりと右に向けます。このとき体は正面を向いたまま動かさず、左肩を軽く後ろに引きます。そのあと顔を正面に戻します。これを5回、繰り返します。

続いて先ほどと逆の動きをします。顔をゆっくりと左に向けます。体は正面を向いたまま動かさず右肩を軽く後ろに引きます。この運動も5回繰り返します。

③首の後ろの筋肉をゆるめる

両手を組んで後頭部にあてて、頭をゆっくりと後ろに倒します。倒した状態で5まで数えて、ゆっくりと頭を元に戻します。この運動も5回繰り返します。

④首の斜め後ろの筋肉をゆるめる

右手を右の耳の後ろにあてて頭を右後ろにゆっくりと倒します。倒したまま5まで数えてゆっくりと元に戻します。手は戻す運動を手助けするようにします。この運動も5回繰り返します。

⑤首の斜め後ろの筋肉をゆるめる

今度は左手を、左耳の後ろにあてて、先ほどの反対側である左後ろに倒していきます。倒したまま5まで数えて、元の位置に戻します。この運動も5回繰り返します。

⑥首の横の筋肉をゆるめる

右のこめかみの上あたりに右手の指を2、3本あて、頭を右肩の方に倒します。倒したまま5まで数えてください。ゆっくり戻します。このときも、そろえた手は、戻す手助けをしてください。次に、左側も同じようにします。左右5回ずつ行ってください。

⑦首の斜め前の筋肉をゆるめる

左の額に左手をあてて、頭を右肩の上に倒します。

次にそのまま頭を左へまわしてできるだけ、右耳を胸骨に近づけます。このとき顔は左上方を向いています。この状態で5まで数えて、頭を右肩の上に戻します。そのあと、首を立てて真っすぐ正中に戻します。

左側も同じようにします。右手を額の右側にあて、左肩の上に頭を倒し、左耳が胸骨に近づくように首をまわします。左右5回ずつ行ってください。

⑧整理運動
③→②→①の順番でもう一度行ってください。

一度ご自身で試していただければわかりますが、この、すべての体操をあわせても5分ほどしかかかりません。

テレビによく出てくる通販の運動器具に比べると、本当に手軽で誰にでもできる簡単な体操です。朝のお出かけ前に食卓で、お昼は職場で、夜はゆっくりくつろぎながらできます。ぜひ2週間、続けてみてください。

この「555体操」は、日頃、伸び縮みをすることがない首の筋肉を、すべて伸び縮み運動をさせるようにプランニングしてあります。

パソコンなどで、普段、首が疲れているのをやわらげる体操ですから、これをやるととても効果があり、かつ気持ちがよくなることは保証します。

やり方がわかりにくい場合は、東京脳神経センターのホームページをご参照ください。

首を温める「ホットタオル」の上手な活用法

では、お家の中で首のためにいいことで体操の他に何か簡単にできることがあるでしょうか。本当に手軽にできて、しかもとても効果のある方法としては、ホットタオルの使用をおすすめします。

ホットタオルとは何かといえば、文字どおり、熱いタオルのことです。男性でしたら、理髪店なんかで出てくる蒸しタオルを想像していただければ、おわかりいただけるかと思います。作り方はいたって簡単です。どなたでもすぐにできます。

①タオルを水でぬらし、軽く絞ってください。
②ラップでくるみ、電子レンジ（５００Ｗ〜６００Ｗ）で１〜２分温めます。
③温めたタオルをラップごと乾いた布でくるみます。

④熱すぎないか手で温度を確かめましょう。
⑤タオルが冷えてくれば、また電子レンジで温めて使用してください。１週間程度でしたら、何度でも繰り返し使用できます。それ以上の場合は、衛生面からラップを取ってタオルの洗濯をおすすめします。

このホットタオルを首の後ろ側の上半分にそっとあててください。取れないようにマフラーの要領で首の前で軽く結んでおくと便利です。タオルの熱が首の筋肉を温めて、首こりの改善にとても役に立ちます。

冬場だけでなくても、首というところは体の中でも、いつも露出している部分ですので、冷えていることが多いですね。夏場でも、室内にいるときには、クーラーがガンガンかっていて、首は冷えきっています。ホットタオルを１日に何回もあてる習慣をつけるのもいいでしょう。ただ片頭痛を持っている方は、この方法はやらないでください。

またこのホットタオルの副産物として、体にとっていろいろと良いことがあります。

ホカホカのタオルを首にあてることで、首の筋肉を温めるだけでなく、血管を流れている血液も温めることになるわけです。ホットタオルによって温められた血液が、体内のすべてに行きわたるようになるわけです。そのおかげで、体全体がポカポカしてきます。ですから、首だけでなく寒くて体全体が冷えきったときなどは、体の芯《しん》から温めてくれます。また風邪を引きそうなときなどはホットタオルが副交感神経の働きを高め、鼻水、くしゃみ、咳《せき》が止まります。風邪の予防効果としても、おすすめです。

体が冷えて、どうしても眠れないときなども、このホットタオルを使ってください。体がポカポカして、ぐっすりと眠ることができます。十分な睡眠は、副交感神経の作用を促すのにとっても良いことです。首のこりをほぐしながら、他の症状も治してしまうので、まさに一石二鳥の効果があります。また、このホットタオルを首に巻いて555体操を行えば、首のこりを取るのにより大きな効果を得られます。

せっかく毎日、一生懸命に体操をしても、首を冷やしては何にもなりません。体操をしているときに、首を温めてやれば、首の筋肉の緊張もやわらぎ、その体操効果は2倍にも3倍にも大きいものになります。

さてタオルの温度ですが、ご自宅にある電子レンジが加熱する温度を設定できるものであれば、タオルの温度を50℃くらいにして、温めてください。あまり熱すぎると首がヤケドをしてしまいますし、低すぎると今度は効果がありません。何度もやるうちにご自分の適温を探されるといいと思います。

またタオルの温かさを長持ちさせようとするなら、内側に薄手のタオルを使って、外側には内側よりも厚手のものをお使いになるのがいいでしょう。外側のタオルが熱が逃げるのを防いでくれて、タオルが冷めにくくなります。

職場やお出かけ先で、ホットタオルを作るのが難しい場合は、市販のほかのもので代用しましょう。私の場合は、病院でずっと患者さんを診察していますので、ホットタオルを使うことができません。代わりに使い捨てカイロを使っています。しかし、使い捨てカイロは使い方を間違うと、低温ヤケドをする場合がありますので、十分に気をつけて使ってください。

ただ値段もそれなりにしますので、毎日だと費用もバカになりません。あくまでもホットタオルが作れないときに買うようにしてください。毎日、何度も使うものですから、費用負担をなるべく下げるのが、継続につながります。

ホットタオルは何度やっても薬と違って副作用もありませんので、好きなときに、好きなだけ首にあてる癖をつけてください。

仕事中の忙しいときはこれだけで十分

首のこりをなんとなく感じているけれど、仕事がたて込んでいて、なかなか休みもとれない。一度、首の調子を診てもらいたいが、病院に行く時間がなかなかないという方もたくさんいらっしゃると思います。

では、そういった方々は日々の忙しさに追われて、首のこりにはなす術《すべ》もなく、悪くなる一方なのか、と思われているかもしれません。

そうではありません。

忙しい職場でもできることがいっぱいあります。

自分の仕事環境を、首こりを予防するという観点から、もう一度しっかり見直してください。

首こりの大きな原因となっているのは、長時間にわたって、うつむいて作業することです。それを防ぐためには、初めに、首に負担のかからない正しい姿勢で仕事をしているか確認をすることです。

背中を丸めていたり、足を組んだり、片肘《かたひじ》をついたり、左右どちらかに傾いた姿勢では、頭の重みがすべて首の一部の筋肉にかかってきます。そうならないように、十分に注意してください。

次に職場の机とイスはあなたにちゃんと合ったものですか。

座ったときに、背筋がしっかり真っ直ぐになっているか確認してください。

会社にあたらしいイスを買ってくれといっても無理でしょうから、まずはきっちりと高さを調節しましょう。首の筋肉に無理な力がかからない姿勢を保てるように、机の高さとイスの高さを合わせてください。またパソコンの置く位置にも気をつけます。

パソコンですが、できればデスクトップ型が望ましいですね。ノートパソコンは画面がデスクトップに比べて下にくるので、首にはよくありません。可能な限りデスクトップを使うようにしましょう。

机に向かってデスクワークをしていると、つい時間を忘れて、うつむいたままで長い時間を過ごしてしまいます。

できれば15分に1回は休憩を取ってください。

顔を上げて、少し上の方に目線をやるだけでもある程度の効果はあります。

15分に1回は無理なら、30分に1回でも結構です。

必ず頭を後ろへ30秒倒すネックレストをしてください。

できれば、みなさんに実践してほしいのが、次にご紹介する職場でできる、本当に簡単な体操です。

先ほどの15分に1回、30分に1回の休憩時に実行してみてください。首の疲労を取るという意識でやってみるとうまくいくでしょう。


「松井式ネックリラクゼーション」

①まずはイスに深く腰かけて、背中を背もたれにつける。
②次に両手を頭の後ろにまわして組みます。
③頭を後ろに倒していきます。頭の重さを手でささえて、首の後ろの筋肉をゆるませます。

④そのまま30秒止めておく。
⑤そして元に戻す。

仕事中に少し休憩をとって、「松井式ネックリラクゼーション」を何度かやるだけで、首の筋肉はゆるめられて、少しの時間で疲労が取れます。

筋肉がかたまって、カチカチになるのも防げます。

時間にすればタバコを1本吸うよりも短い時間ですみます。

喫煙所に同僚が行っている間にぜひこの体操で、普段から首の緊張を解くように心がけてください。

ネックリラクゼーションを15分か30分に1回やれば、ノートパソコンを何時間使っても問題ありません。

電車の中でも気軽に首のケアを

前項で仕事場での体操を取りあげました。やはり職場で過ごす時間は長いものですから、首の疲労度合いも大きくなります。

ところが案外見落とされがちなのが、電車の中での首の疲労です。

みなさんの通勤時間はどのくらいでしょうか。15分以内に自宅から会社まで行ける方は、そんなに多くないと思います。首都圏ですと、短くて45分くらい、だいたいが1時間から1時間半はかかっていらっしゃいます。仕事場に着いた後、打ち合わせや何かでどこかへ出かけるときも、やはり電車に乗って行くことが多いでしょう。合計すると、みなさんは1日の多くの時間を電車内で過ごしています。

では車中では何をしているかといえば、以前でしたら新聞や雑誌を読んだり、本を読んだりしていました。電車に30分以上乗っているのであれば、その時間は読書のできる、そそこそこまとまった時間です。

最近では、老いも若きも、男性も女性も携帯電話を見ている人ばかりです。近頃は新聞までスマートフォンで読めるようになりました。

ご承知のように、電車内には、一部のグリーン車を除いてテーブルがありません。本を読むにしても、座席に座られているときは、本を太ももか、お腹の上あたりに持って読むことになります。ずっと目線を下に向けて、うつむき状態でいるわけです。

同じように携帯電話を見るときも、常にうつむき状態です。携帯電話を自分の目線まで上げて見ている人などいません。

これでは首への負担があまりにも大きすぎます。近年に首のこりからくる頸性神経筋症候群に悩まれている患者さんや、新型うつ病になる患者さんが多いのも当たり前です。

前項でお話ししたように、15分に1回は首をリラックスさせていただきたいのに、実際は、みなさん毎日1時間も2時間もずっと車内でうつむき続けています。

たとえば1時間、電車の中で本を読んだり、携帯電話でメールやインターネットをされるなら、本当は3回から4回、前項でご紹介した体操をしたほうがよいのです。

もし座席に座ることができて、お隣に人がいなければ、効果は少し減少しますが、手を添えることができなくても、頭を後方へ倒すだけでも良いのです。ちょっと背筋を伸ばして、首をリラックスさせてみてください。

①イスに深く腰かけて、背中を背もたれにつける。
②頭を後ろに倒していきます。首が痛くなる手前で止める。
③そのまま30秒止めておく。

これでしたら、たったの30秒で首の筋肉を休ませることができます。

読書や携帯メールをしすぎたな、と思われたらその場で試してみてください。

では、電車が混《こ》んでいて座ることができないときや、座っていても両隣に人が座っていて、とても体操をするスペースがない場合はどうすればいいでしょう。

まず体操の前に、本を読む姿勢や、携帯電話を見る姿勢を考えましょう。なるべくなら、目線を下げなくていいように、本や電話を自分の目の前まで持ち上げるのが一番です。満員電車で新聞を折り畳んで読んでいる方がいますが、あれが首にとっては理想です。でも手が疲れます。無理であれば、読むのをいったんやめて、休めさせるだけでもかまいません。

本を一度読み始めたり、メールのやりとりをし出すと、熱中して時が過ぎるのを忘れてしまいますが、15分に1回は必ず休憩して、首をリラックスさせてください。

方法は簡単です。自分の目線より少し上にある車内の吊り広告や、壁面に貼ってある広告を1つ2つ、ゆっくりと隅から隅まで読んでください。下ばかり向いていた首に少しは休みが与えられるはずです。

それでもまだ首こりを感じたら、それに加えて、首を、ぐるりと右に、そして左にと、ゆっくりまわしてみましょう。急がず、無理せずにまわしてください。

もう1つ、電車の中で気をつけなければいけないことがあります。居眠りです。車内でよく、こっくりこっくりしている人を見かけます。でもその多くの方が、首を前や横に倒したまま眠っています。これも首に大変な負担をかけます。

旅行用品で売っているエアまくらをするのが良いのですが、通勤電車や地下鉄の中では少し大げさで恥ずかしいでしょう。そうであれば、車内ではできるだけ首を前に倒さないようにすることを心がけてください。

寝る前に気をつけたいちょっとしたこと

重たい頭を1日中支え続けている首の筋肉にとって、睡眠は一番休息のとれる時間です。何しろ頭を支える必要がないわけですから、睡眠は大事にしないといけません。

寝る前には、首の筋肉の疲労を回復させるのに必要なサポートを、できるだけ行うようにしてください。

副交感神経を高めるためにも、体が熟睡できるようにしてやることはもちろんですが、それ以外にも、首の筋肉のケアをきちんとやってからベッドに入るようにしましょう。

横になっていれば、首の筋肉を使うことはないので、自然に疲労回復する部分もありますが、ただそれだけでは1日中ずっと酷使された筋肉は元には戻りません。

就寝前にしっかりと体操をすることで、首のたくさんある筋肉をゆるませると、筋肉はより回復するようになります。

まずは温かいお風呂に入って、しっかりと湯船につかり全身浴をしましょう。その際には、首まできちんとつかることが大事です。ゆったりと入浴して、全身をリラックスさせることにより、副交感神経の働きも高まります。

次に大切なことは、やはり首の体操です。「555体操」で、首の筋肉の疲れを取ります。お風呂の中でするのもいいですし、お風呂から上がってからでもかまいません。ただしお風呂上がりにする場合は、ホットタオルかタオルを必ず首に巻いて、せっかく温まった首を冷やさないように、気をつけてください。

特に女性の方は、お風呂から上がったあと、すぐに髪の毛をドライヤーで乾かしてください。濡れた髪の毛は、冬場でなくても、すぐに冷たくなってしまいます。その髪が首に触れ続けると、首の筋肉が急激に冷えきってしまい、せっかくの温浴効果がだいなしです。

髪を乾かすことは、首にとって実はもうひとつメリットがあります。髪を乾かすために使っているドライヤーの温風を首に当てることで、首の筋肉が温まり、首こりをやわらげる効果があるのです。逆に言えば、髪を濡れたままにしていると副交感神経の働きが悪くなります。

体操が終われば、なるべく早くベッドに入るようにします。首を休める時間を少しでも長くとりましょう。すぐに眠れなくてもかまいません。横になって、首から頭という重荷をとりのぞいてやることが必要です。

朝起きてからも、首をいたわるようにしてください。

睡眠がきちんととれている場合、首も十分に休息がとれています。せっかく疲労が取れているのですから、それを大事にして1日の行動をスタートさせましょう。

前夜のお風呂、寝る前の体操、寝ているときのホットタオルと、首の疲労を回復させる方法をずっととってきています。

首の筋肉にとっても、とてもいい状態が続いている間に、まず何よりも、朝の555体操をします。体操で、疲れが少なくなっている状態を維持するようにつとめるのが、副交感神経を高めるためにも必要です。

朝に555体操をする場合、首にもう一度ホットタオルを使うのもいいでしょう。ホットタオルは体に決して害を与えるものではありませんので、体操の時間にあわせてホットタオルをつくり首にあてます。

首の筋肉が休養十分で、疲労回復がきちんとできているときに、ホットタオルを首にあてれば、相乗効果でますます首こり防止に役立ちます。

朝の体操は、別の意味でも必ずやりましょう。

前述したように、朝の習慣として体操をしておけば、その日1日、首の筋肉に気遣いをするということを忘れなくなります。自分自身にとっても、ちょうどよい意識づけになります。このことは非常に重要です。

目が覚めて、体が起きだした瞬間から、頭は首に大きな負担をかけ始めるのです。首の筋肉の疲労は、もうすでにスタートしています。そのことを常に意識して行動しないと、ついつい首の筋肉を酷使することになります。

「今日も1日よろしくお願いいたします」と首に声をかけるつもりで、朝の体操をしましょう。

そうすれば朝刊を読むとき、朝ご飯を食べるとき、紅茶を飲む間もずっと姿勢を気にするようになります。

1日を、常に首の負担を減らすように行動するよう心がけてください。

幸せがやってくる副交感神経の魔法

私がムチウチ症を研究するうちに発見した頸性神経筋症候群ですが、今まで述べたように、さまざまな症状と病気がその中にふくまれています。

そして研究を続ける中で、それらの本当の原因が、首のこりであることを突き止めました。首のこりが、副交感神経の働きを悪くし、たくさんの不定愁訴の症状を引き起こしているのです。原因がわかると次はその治療法の研究と開発です。

今まで頸性神経筋症候群の患者さんは原因がわからずに、不定愁訴という病名でひとくくりにされて、同じ診療科の別の病院へ行ったり、他の診療科を受診したりしてと、たらいまわしにされてきました。どこでも治すことができず、症状を少し軽くする対症療法の薬を投与されるだけで完治できなかったのです。

しかし、私が、不定愁訴の治療には、首のこりを取ればよいことを発見すると、患者さんの治癒率は、私自身でさえ驚くほど高くなっていきました。

私の治療法は、異常を起こしている首の筋肉を確認して、特殊な低周波と遠赤外線を用いて治療するのが基本です。

低周波治療器は、ピンポイントで首の筋肉の奥深くに特殊な波形の低周波を送り、首のこりをほぐします。同時に遠赤外線をあてることで、患部を温めて、血行を良くし、低周波治療器の効果をより確かなものにするのです。低周波治療にしても遠赤外線にしても、こりを取り血行を良くするだけですから、患者さんはどこも痛めません。

首のこりが取れると、副交感神経の働きが大変良くなり、自律神経失調症など神経症状が驚くほどの回復率で、解消していきました。

気分の落ち込みや、意欲減退、集中力の低下、焦燥感や不安感などの神経症状は、入院治療では、平均2週間で、消失するようになりました。

薬や外科的手術にまったく頼ることなく、患者さんたちの苦しみをこの物理療法で取り除くことができるようになったのです。

これまで首に少しこりは出ているが、治療するまでではない方々は、体操などの方法で頸性神経筋症候群にまで進むのを防ぐことができます。

これらの治療法や555体操、ホットタオルがなぜ良いのでしょうか。

まず薬を飲むわけではないので副作用がまったくありません。

今まで不定愁訴と呼ばれ、いろいろな診療科目をたらい回しにされた患者さんは、各診療科目で、それぞれ薬を処方され、患者さんによっては十数種類から多い人は30種類の薬を飲んでいる方がいらっしゃいます。当然、それらによる副作用にも悩まれているのです。

また患者さんによっては、処方されている薬の量では効かないからといって、お医者さんから決められた以上の量を、一度に飲まれる方がいます。頭痛などの痛みを伴う症状は、薬が切れるとすぐに痛みが出るので、また不眠も、最初は処方された量で眠れていたものが、だんだんそれでは眠れなくなり、やがて睡眠薬中毒になるくらいの量を飲まないと寝られなくなります。

ムチウチ症も整形外科では「カラー療法」「牽引《けんいん》療法」を用います。カラー療法は、首をカラーなどの器具で固定します。ですが、かえって首の筋肉をこりかたまらせます。また牽引療法では、異常を起こしている筋肉に、無理な力が加えられ、牽引療法を受けるほど症状が悪くなることが多く、かつ新たな外傷を首に与えることがあります。

また首にこりを感じたときに、カイロプラクティックや、整体に頼るのもおすすめできません。首の筋肉の一部は、脳の一部ともいうべき、非常にデリケートな筋肉です。力を加えると、これもまた首に外傷を負わせることになります。カイロや整体を受けて、症状がさらに悪化し、東京脳神経センターにいらっしゃる方は多いのです。

私の治療法が、首にいっさい無理な力を加えることなく首のこりを取り、副交感神経を高める治療だけを行うのです。

ホットタオルは体の免疫力を上げて、他の病気の発生を防いでいます。首を温めますが、他と比べて特別の効果があります。そのキーポイントは前述した「副交感神経センター」です。

首こりを解消するために、みなさんにおすすめしている療法は、むしろ体にとって良いことばかりです。「毒をもって毒を制す」という言葉がありますが、首こりの解消法は、毒を持たずして、毒を制すのです。

3章

たった2週間で
みるみる効果が上がる！

試しに2週間やってみよう

頭痛やめまい、不眠などの自律神経失調症や、その他の神経症状、不定愁訴が副交感神経の異常から起こることは、ご理解いただけたと思います。

その治療方法としては、基本的な考え方として、副交感神経の働きを阻害している首の筋肉をほぐし、元の状態に戻してやるだけです。

そもそも首の筋肉は、人間の筋肉の中でも酷使度においては、5本の指に入るものです。それにもかかわらず、誰ひとりとして首のケアをする人はいません。

肩がこったときに首をまわす人がときどきいますが、それも首の筋肉をほぐすものではなく、肩を少し楽にするものです。首のこりに気づいて治療を始めるまで、人によっては何十年もの長い間、放ったらかしにしたままの人も珍しくありません。

髪やお肌は毎日のようにていねいに手入れするのに、首の手入れは誰もしません。

首は一度も気を使われることなく、黙々と酷使され続けてきたのです。ですから場合によっては、首こりのせいで首の筋肉が本当にカチンコチンにかたまっています。

それを555体操で、初めてケアするわけです。このことがどれほど首の筋肉にいい影響を与えることができるか、ご想像いただけると思います。

まずは何はさておき、2週間試してみてください。

きっと効果を実感していただけると思います。

まだ、現在、これといって体の不調や神経症状の出ていない方も、安心していてはいけません。普段の生活の中で、パソコンや携帯電話なしでは過ごせない時代ですから、首の筋肉への過度な負担、酷使はあると思って間違いないでしょう。

どんな方も、首こりを起こしている可能性があります。みなさんがすべて潜在的な首こりの病の患者さんと申し上げても、決して大げさな表現ではありません。

首のこりを軽く見ていては大変なことになるのです。逆に言えば、まだ何も自覚症状が出ていない、今こそがとても良い機会ととらえて首への意識をあらためてみましょう。

なぜなら、もし自律神経失調症や不定愁訴が始まってしまっていれば、体操をする気すら起こらないかもしれないからです。

現代の医学は治療よりも、予防に重点が置かれるようになってきました。底なしにふくれあがる医療費の、健康保険での負担に悲鳴を上げている厚生労働省は、特に最近のその傾向を強めています。みなさんも、首のこりで病気になってから苦労するよりも、自律神経失調症や不定愁訴の予防の意味も含めてやってみましょう。

1　555体操で首の筋肉をゆるめる

2　ホットタオルで首を温める

3　精神的にリラックスを心がける

たった2週間こなすだけで、ご自分でも驚くほど気持ちがスッキリしてきます。

555体操は前章で説明しましたように簡単な動きからできていますので、イスさえあれば、職場でもご家庭でも、どこでも手軽にできます。時間も、ほんの5分ほどですべての体操をしっかりとこなすことが可能です。

まずは2週間、今まで何も手入れされてなかった首の筋肉を、555ネック体操で刺激を与えてほぐしてやりましょう。

同時に、体と心をリラックスさせて、副交感神経の働きを高める意味もかねて、ホットタオルを使いましょう。555体操とホットタオルをあわせて活用すると、首の筋肉への効果は倍増します。

3番目の精神的なリラックス法は、4章と終章でじっくりご説明していきます。首こりにとっては干天の慈雨とでもいうべき刺激が、こりかたまった筋肉を少しずつやわらかくしていくとともに、酸素と栄養を首の筋肉に送り込んでいき、回復を早めていくのです。

555体操が首の筋肉に直接作用するとともに、ホットタオルが首を温め、また血行を良くして、首の筋肉をよりやわらかくほぐしていきます。

555体操と、ホットタオルの併用は、首の筋肉に相乗効果を与え、首こりをとっていくのです。そうすると、次章で説明することを行う前にすでに精神もしだいにゆったりと落ち着いた状態になっていきます。

「2週間チェックシート」で首のケアを

首のこりを取るのに重要なのは555体操とホットタオルですが、ただ漫然とやっていてはいけません。しっかりと目的を持って、続けていかないと意味がありません。

首の筋肉をやわらかくして、筋肉を正常な状態に戻すのが目的ですから、555体操をきっかけに、生活の中での普段の姿勢も気をつけるようにしなければ、せっかくの努力が水の泡です。やってはいけないこと、たとえば長時間にわたるパソコン操作や携帯電話でのメール、携帯ゲームなどは、避けるように心がけてください。

では具体的に2週間、どのように取り込んだらいいでしょうか?

左のページに「首のセルフケア・2週間チェックシート」をつくりました。

この表をそのままコピーしてもいいですし、ご自身で手書きでも簡単につくれますので、ご自身でつくられてもかまいません。それを家の目立つところに張ってもいいですし、手

首セルフケア・2週間チェックシート

（歳）（　　）　治療の有無：（　　　）　職業：

実施前						
	①体操		②首を温める		③問診数	④症状の変化、その他気づいた点
	朝・夕	昼	日中	睡眠時	「はい」の数	気になる症状、改善された症状（首のハリ、目の疲れ）など
実施前日	×	×	×	×		
1日目					×	
2日目					×	
3日目					×	
4日目					×	
5日目					×	
6日目					×	
7日目						
8日目					×	
9日目					×	
10日目					×	
11日目					×	
12日目					×	
13日目					×	
14日目						
実施後						

帳に書いても大丈夫です。それでまずは2週間（14日間）記録してみてください。

詳しくは追って説明していきますが、簡単に言いますと、「５５５体操をしたか」、「首を温めるホットパックをしたか」、それに「その日の状況はどんなだったか」をチェックして、記録していく表になります。

私の病院を通して知り合いの方や患者さんにやってもらってどれだけ効果があったについても、体験談として１２６ページから１３０ページに記してありますので、書き方も含め参考にしてみてください。

「①体操」の項目。５５５体操を行ったかを記入します。朝・夕の2回をワンセットで行い、時間があれば昼間にも行います。朝・夕やれば◎、いずれかであれば〇、できなければ×をその欄に記入します。

「②首を温める」の項目。ホットタオルを作ります。「日中」にできれば〇、できなければ×。「睡眠時」にできれば〇、できなければ×。そしてできれば1日中、スカーフなどで首を巻いていたかどうかもチェックしてみてください。

「③問診数」の項目。これはまず「実施前日」の項目の欄に、72〜74ページにある「問診」の30項目に答え、今、自分の症状はいくつだったか、記入しておいてください。

そして、「7日目」と「14日目」の日に、それぞれもう一度、問診をチェックし、該当する項目の数を記入します。

「④症状の変化、その他気づいた点」の項目。問診の中の症状で気づいたことを記入していきます。

いずれにしても126ページから130ページの体験者の例を参考にして記入してみてください。「治療の有無」という項目は、病院にいらっしゃった患者さんにも協力してもらったため、それを区別するための項目ですので、読者のみなさんは、「治療をしていない」になります。

この「首のセルフケア・2週間チェックシート」を目立つ場所に張って、もしくは手帳に記入していってください。ご自身がどれだけできたか、あるいはできなかったのかの、わかりやすい目安にもなりますし、目標にもなります。また書くことによって、ご自身の日々の変化にも気づけるようになるはずです。

この「首のセルフケア・2週間チェックシート」をやってもらった方のチェックシートが私の手元にあります。そのごく一部を126ページからご紹介させていただいています。

それを見ると、多くの人に症状の改善があり、何よりも体調がよくなっていくのが、よくわかります。

具体的に「５５５体操」と「首を温めるホットタオル」を始めて２週間目の「問診」の該当する「はい」の項目が減っている人が多く見られました。

もちろん個人差があります。やっていってもなかなか効果が見られない方もあるでしょう。

しかし、「５５５体操」と「首を温めるホットタオル」は以下の点にだけ注意していただければ副作用がありませんから安心して続けることができるものです。注意していただきたい点は以下の通りです。

「５５５体操」では痛くて仕方ないのに無理をしたりしないように気をつけてください。

「首を温めるホットタオル」では低温やけどにご注意ください。そして片頭痛持ちの方はやらないでください。

「問診」で「はい」に11項目以上該当する重症な方はやらずに診療にお越しください。

それだけを注意していただければ、この５５５体操とホットタオルをやって悪くなることはありません。

今まで、私がお話した理屈を繰り返します。

みなさんはパソコンや携帯といった長時間うつむくことが多い現代生活をしている以上、自覚症状があるなしにかかわらず、首の筋肉が相当疲労しているはずです。そして首の疲労が副交感神経の働きを悪くして、さまざまな症状が出ています。そのためには首の疲労を取ることが何よりもまず必要です。

この555体操は首の疲労を取るものです。首を温めるホットタオルも同じ効果を与えます。以上の理屈を考えれば、この「2週間セルフケア」を行うことは、いい効果があっても悪い効果はないのが、おわかりいただけるはずです。

実例　「2週間セルフケア」でこれだけ効果あり！

「2週間セルフケア」は、首をしっかりとホットタオルなどで温めながら555体操をするという、誰にでもできる、まことに簡単な作業の繰り返しです。実はこれを毎日続けることは、みなさんが思っている以上に効果を上げていきます。

長年にわたって痛めつけられ、傷ついた首の筋肉に、555体操による刺激とホットタオルの熱が直接作用するわけですから、こりかたまっている部分もしだいにほぐされてくるのです。

実際にこの2週間セルフケアを実行された方々は、今までずっとあった首の張りや体調の悪さといったものが、徐々に解消されていくのを、それぞれに実感されています。

私の病院で治療を受けられている患者さんも、治療を受けられていない方も、両方がこの2週間セルフケアを体験されていますが、患者さんの場合は、もうすでに首の筋肉がこっていて、何がしかの症状が出ています。

そういった患者さんは、当然、このセルフケアを通して、いろいろな症状の改善を自分で確かめながら続けることができ、555体操やホットタオルをこれからも継続していくことへの張り合いがでてきます。

患者さんでない方は、問診表に答えられた時点では「いいえ」という答えが多く、表面上は健康です。

しかし、毎日の暮らしの中で、首の筋肉を酷使しているのは間違いありませんので、大なり小なり首のこりが出てくる首こり予備軍といえます。いつ自律神経失調症や不定愁訴を訴えるようになっても、まったくおかしくないのです。

また首を温めていると、体全体も温かくなっていき、風邪を引きそうだったのが、引かずにすんだ、冷え性がなくなったなど、いろいろな効果が出てきます。

いずれにしても記入された「首セルフケア・2週間チェックシート」を拝見すると、やはり2週間セルフケアを実行することで、今までは気にしていなかった首のあたりのこりが、すっきりとなくなっているのを感じられているようです。

このチェックシートを確認すると、とても興味深いことがわかります。

まずチェックシートにあらわれてくる、みなさんの共通した感想は、「楽になった、痛くなくなった」というのとともに、「気持ちが良くなった」というものです。これは身体的なものではなく、気持ちのあらわれ、精神的な感想になります。

2週間セルフケアを体験された方の感想としては、非常に率直なものだと思います。それでは次から「2週間セルフケア」を行っていただいた方の体験談をご紹介します。紙面の都合上、一部しかご紹介できないのが、残念ですが、ご参考になればと思います。

また同じことをやるための励みにしてみてはいかかでしょうか。

この「2週間セルフケア」を、ご家族や友人などと一緒にトライして楽しく実践されるのもおすすめです。くれぐれも「あっ、今日はできなかった」と後悔してストレスをためたら本末転倒です。副交感神経を高めるために行っていることを忘れないで、ゆったりとした気分でトライしてみてください。

なお「2週間チェックシート」のデータは患者さん自身が訴える自覚症状です。

医師が触診や画像で確認したものが他覚的異常所見です。

完治治療したかどうかは、正確には患者さんに受診をしていただき、他覚的異常所見という客観的なデータを見ることではっきりわかります。

中には、問診の数（自覚症状）が1つ、2つに減り、調子は良くなったと思っていても、他覚的異常所見がたくさん出ているケースがあります。

その場合、自分では良くなったと感じていた症状が再発する可能性があります。症状の有無は、慎重に、医師の判断をあおぐことが大切です。

その点だけ付記させていただきます。

首セルフケア・２週間チェックシート

Aさん　(38歳)(男)　治療の有無:(治療をしていない)　職業:美容師

実施前	疲れてくると首にこりが出て、頭のしめつけ感、緊張感のある頭痛が出ていた。市販の頭痛薬を飲んだり、クイックマッサージを受けたりしながら、何とかしのいできた。食道裂孔ヘルニアのためか、気持ちが悪くなったり、胸やけをすることもあり、胃薬を飲んでいた。風邪を引きやすく、喉がいがらっぽくなったり、鼻がグズグズすることがあった。こうした症状は、接客業のため、日頃から困っていた。				
	①体操		②首を温める		③問診数	④症状の変化、その他気づいた点
	朝・夕	昼	日中	睡眠時	「はい」の数	気になる症状、改善された症状(首のハリ、目の疲れ)など。
実施前日	×	×	×	×	5	頭痛がする。首が痛い。首が張る。胃痛・不快感がある。胃腸症状(胃の不快感)がある。
1日目	◎	×	×	×	×	午後になると、少し、首の張り、頭痛あり。
2日目	◎	×	○	○	×	やや風邪気味。
3日目	◎	○	○	○	×	体調良い。
4日目	◎	○	○	○	×	朝、後頭部右側、張り感あり。午後、後頭部右側、張り感なし。
5日目	◎	○	○	○	×	頸部がこっている感じ。疲れてくると、首を回したくなる。首の後ろがこっているなあと感じ、それが頭痛につながっているような気がする。
6日目	◎	○	○	○	×	頭痛、首のこり感が少なくなった。
7日目	◎	○	○	○	3	頭痛がなくなった。 いつもあった風邪気味の症状がなくなっていた。
8日目	◎	×	×	○	×	
9日目	◎	×	×	○	×	
10日目	◎	○	○	○	×	
11日目	◎	○	×	○	×	午前、胃の不快感あり、午後、胃の不快感なし。
12日目	◎	○	○	○	×	
13日目	◎	○	○	○	×	
14日目	◎	○	○	○	1	首の張りがなくなった。風邪をひきそうな感じがしない。胃の不快感がなくなった。「調子が悪い」と感じること(自覚症状)がなくなった。
実施後	セルフケア実施中の２週間は、大きな頭痛、首こりは起こらず、クイックマッサージを受ける必要がなかった。胃の調子も良くなった。美容師という職業柄、１日中首を温めることはできないので、通勤や外出時に必ず、マフラーで首の保温を心掛けた。帰宅後にホットタオルで15分程度、首を温めたところに○をした。30日後の現在も、体操と首を温めることは続けており、14日目以降の体調を維持している。					

首セルフケア・2週間チェックシート

Bさん　(29歳)(女)　治療の有無:(治療をしていない)　職業:学校事務職員

実施前	ストレートネックのせいか、いつもひどく肩がこっていて、肩のあたりが苦しかった。首の回りもツラクなってきており、メマイにも困っていた。12月に入ると、毎年、風邪を引いていた。朝起きるのがツラく、通勤が苦痛になっていた。					
	①体操		②首を温める		③問診数	④症状の変化、その他気づいた点
	朝・夕	昼	日中	睡眠時	「はい」の数	気になる症状、改善された症状(首のハリ、目の疲れ)など。
実施前日	×	×	×	×	13	頭が痛い。頭が重い。首が痛い。首が張る。肩がこる。肩が重い。メマイがある。フワフワ感がある。暖かいところ、寒いところに長くいられない。汗が出ない。目が疲れやし。目が痛い。まぶしい。便秘。疲れやすい(全身倦怠)。天候悪化の前日、症状が強くなる。手足が冷たい。
1日目	◎	○	○	○	×	首を温めていると、手足の冷えが良くなってきた。
2日目	◎	○	○	○	×	朝、すっきりと目覚めることができ、疲労も取れていた。
3日目	○	×	×	○	×	
4日目	○	×	○	○	×	
5日目	○	×	×	○	×	
6日目	◎	○	○	○	×	首を回したときに、ゴリゴリと音がしていたのが小さくなってきた。
7日目	○	○	○	○	9	頭痛、頭重がなくなった。メマイがなくなった。目の疲れ、痛みがなくなった。疲れやすくなくなった(全身倦怠がない)。
8日目	○	×	×	×	×	
9日目	○	○	×	○	×	メマイが起こらなくなった。腰から下が、かなり温かくなってきた。体全体が楽になってきた。
10日目	◎	×	○	○	×	肩のこりが小さくなってきた。
11日目	○	×	×	○	×	首が左右によく回るようになった。
12日目	◎	×	○	○	×	
13日目	○	○	○	○	×	深い睡眠がとれた。
14日目	◎	×	○	○	8	朝の目覚めがスッキリ。体力がついてきたようだ。疲れが少なく仕事ができた。まぶしくなくなった。
実施後	首を温めると、とても楽になる。その後、1日でも首を温めるのをやめると、すぐに肩・首がこるので、続けて実行していきたい。首の温めは、市販のジェルパック付き・ネックウォーマーを購入。電子レンジで“チン”して、繰り返し使用した。セルフケア終了40日後の現在も快調。毎年、12月になると風邪を引いていたが、今年はその兆候はない。					

首セルフケア・２週間チェックシート

Cさん　(42歳)(女)　治療の有無:(治療をしていない)　職業:販売員

実施前	数年前からメマイがひどかった。フラつき、フワフワ感があった。周りの人にはわからないようだったが、真っ直ぐに歩けていない、立っているのだけれど、立っていない感じがした。立ち仕事(販売職)が多く、足元を安定させるために腿に力を入れ、筋肉痛になったこともある。体力がなかったせいか、休日後の勤務日は疲れやすく、過労死するのではないかと思うときもあった。					
	①体操		②首を温める		③問診数	④症状の変化、その他気づいた点
	朝・夕	昼	日中	睡眠時	「はい」の数	気になる症状、改善された症状(首のハリ、目の疲れ)など。
実施前日	×	×	×	×	10	頭が重い。首が痛い。首が張る。肩がこる。メマイがある。フワフワ感がある。なんとなく不安定。飲み込みにくい。暖かいところに長くいられない。疲れやすい(全身倦怠)。全身がだるい。記憶体操の低下がある。手足が冷たい。
1日目	○	○	○	×	×	首に痛みがあったせいか、555体操をしたところ、メマイが出たので中止した。後ろの方には、半分くらいしか首が曲がらない状態。首が重い。
2日目	○	×	○	×	×	朝から、首、肩が重く、頭痛があった。時間が経つにつれて、こうした症状は増していたので、市販の頭痛薬を飲んだ。
3日目	○	○	○	×	×	555体操で、首を後ろに回すときが、特に痛い。首を温めていると、スッキリ感がある。
4日目	◎	○	○	×	×	体操をしている最中から頭重感が出る。
5日目	◎	○	○	×	×	痛みがあるため、首を回す以外の555体操を実行。首の痛みはあるが、首の動きが良くなっているように感じる。
6日目	○	×	○	×	×	
7日目	○	×	○	×	8	メマイを感じなくなっているようだ。暖かいところに長くいられるようになった。
8日目	○	×	○	×	×	連休後の出勤。夕方から強い頭痛が起こる。肩や背中のこりが際立つ。
9日目	◎	○	○	×	×	全身倦怠感、頭痛があり、少しツライ。
10日目	○	×	○	×	×	全身倦怠感、頭痛が少し残っている。
11日目	×	○	○	×	×	
12日目	○	×	○	×	×	首を温めると楽になるのがわかる。
13日目	○	○	○	×	×	首を温めてから体操をすると、さらに首が動きやすくなる感じがする。
14日目	○	○	○	×	6	手足の冷えがなくなった。飲み込みにくいことがなくなった。すべての症状が和らいだように感じる。
実施後	首の痛みがひどくなってから温めるのではなく、毎日続けて首を温めることで、随分、楽になることを実感した。さぼらずに続けたいと思う。555体操は、首を温めてから、ゆっくり、回数を少なくして始めてみた。少し痛いときもあったが、続けることで、首の動きが少しスムースになり、痛みも少なくなり、気持ちがよくなった。体力がついてきたため、疲れやすさがなくなったようだ。悩まされていたメマイはこのままおさまるのだろうか?					

首セルフケア・2週間チェックシート

Dさん　(56歳)(女)　治療の有無:(治療中)　職業:主婦

実施前	初診時、問診数の数が22個あった。治療を受けることで、メマイや高血圧などはなくなった。家事労働でうつむくことが多かったせいか、頭痛や目の疲れはなかなか取れなかった。					
	①体操		②首を温める		③問診数	④症状の変化、その他気づいた点
	朝・夕	昼	日中	睡眠時	「はい」の数	気になる症状、改善された症状(首のハリ、目の疲れ)など。
実施前日	×	×	×	×	8	頭が痛い。首が痛い。首が張る。肩がこる。肩が重い。目が疲れやすい。目が痛い。目が乾燥する。口が渇く、つばが出ない。すぐ横になりたくなる。手足が冷たい。
1日目	○	◎	◎	◎	×	首を温めるとよく眠れた。朝、555体操をしたが首の後ろが辛くなったので、夜は中止した。左目がゴロゴロする。
2日目	×	○	◎	◎	×	よく眠れた。日中、目の奥が痛い。
3日目	×	×	◎	◎	×	よく眠れたが、首、肩は痛い。
4日目	×	×	◎	◎	×	目の奥が少し痛い。首の痛みがある。
5日目	◎	◎	◎	◎	×	首の痛みがなくなった。肩が痛い。あまり熟眠できない。
6日目	◎	◎	◎	◎	×	首の両側が張る。肩も同様に張る。
7日目	◎	◎	◎	◎	8	右の首にしこりあり。
8日目	◎	◎	◎	◎	×	治療を受けたところ、よく利いた。家事(アイロンがけなど)に集中できた。
9日目	◎	◎	◎	◎	×	治療を受けた。両眼がゴロゴロしなくなったようだ。
10日目	◎	◎	◎	◎	×	治療を受けた。首の右側がよく利いたような感じ。頭痛、首痛、目のゴロゴロ感がない。本日は快調そのもの。
11日目	◎	◎	◎	◎	×	快調は続かず、治療を受ければ効果が出るのだと思う。
12日目	◎	◎	◎	◎	×	クラクラせず、快調。
13日目	◎	◎	◎	◎	×	右側の首側面が強く張るが、頭痛はない。
14日目	◎	○	◎	◎	4	頭痛、フワフワ感、目の辛さが取れた。口も乾かなくなった。
実施後	2週間でも、問診の数が8→4になったのは、首を温め、エキササイズをしながら、治療を受けたせいだろうか?　8日目に低周波治療を受け、とても利いたと感じてから、随分、楽になったようだ。					

首セルフケア・２週間チェックシート

Eさん　(54歳)(男)　治療の有無:(治療中)　職業:自営業(配送業務)

実施前	初診では、問診の「はい」の数が25あった。ここ10年くらいの間に、配送作業の途中で転倒し、頭を打つことが数回あった。やがて、右側のこめかみが痛み始め、メマイ、吐き気、血圧の上昇と、次々に症状が出てきたので受診した。治療により症状は減っていったが、大きなフラつきが出ることがあった。仕事の受注先に出掛けたとき、突然、胸が苦しくなることがあった。					
	①体操		②首を温める		③問診数	④症状の変化、その他気づいた点
	朝・夕	昼	日中	睡眠時	「はい」の数	気になる症状、改善された症状(首のハリ、目の疲れ)など。
実施前日	×	×	×	×	10	頭痛、首の痛み・張り、フラフラ感、吐き気がある。すぐ横になりたくなる。メマイがある、夜、寝つきが悪い。疲れやすい(倦怠感)、手足が冷たい。胸部圧迫感がある。
1日目	◎	◎	◎	×	×	体操をすると、左側胸鎖乳突筋のところに張りを感じたり、左胸、大胸筋の奥の方が痛む。首を回す動作では、首の後ろ側(とくに右側)まで痛む。
2日目	◎	◎	◎	×	×	体操をすると、1日目と同じ場所に違和感がある。
3日目	◎	◎	◎	×	×	低周波治療・鍼治療を受ける。体操をすると痛む箇所は、1日目、2日目と同じ。チェックシートに記入するなど、書き物をしようと下を向くとツライ。
4日目	◎	◎	◎	×	×	前日の治療のせいか、朝、起き立てはだるい。だるさがなくなると、体調は悪くはない。前よりも良くなっている。体操で、可動範囲が拡大している感じ。
5日目	◎	◎	◎	×	×	体操をしたときの、首の違和感は変わらない。ビタミン不足?のせいか、口内炎が出た。
6日目	◎	◎	◎	×	×	昼、体操をしたとき、力み過ぎたせいか、胸鎖乳突筋が、左右共に固くなり、首の右側後ろも痛くなる。こうなると、気持ちが悪くなり、手足が冷たくなる。体調が悪くなったときのいつもの症状。
7日目	◎	◎	◎	×	8	朝、起きたとき、気持ちの悪さあり。プチ吐き気あり。体操を始めると、手足は冷たいにもかかわらず気分が良くなる。体操で血流が良くなったか?　メマイ、胸部圧迫感がなくなった。
8日目	◎	◎	◎	×	×	治療を受ける。いつもそうだが、治療を受けると、効き目が倍増する。
9日目	◎	◎	◎	×	×	
10日目	◎	◎	◎	×	×	1日中、何もせず寝ていた。胸鎖乳突筋の違和感はあるが、体操のせいで、柔らかくなったように感じる。
11日目	◎	◎	◎	×	×	低周波治療・鍼治療を受ける。効いたため、帰宅後、寝てしまう。起きたら調子が良くなっていた。体操をすると、固いところはあるものの、これまでと比べてスムースにできた。
12日目	○	×	◎	×	×	1日ゆっくりしていた。体の具合は悪くないが、調子は今ひとつ。体操は夕方のみ実施。
13日目	◎	◎	◎	×	×	体調が悪くなく過ごせた。胸鎖乳突筋は固く感じるが、前ほどではない。体操は快適に出来た。チェックシートに記入するとき、下を向くのがツライ。
14日目	◎	◎	◎	×	6	低周波治療・鍼治療を受ける。背中を重点的にした治療がよく利いた。痛みは残るものの、体操は快適にできた。頭痛、フラフラ感がなくなった。
実施後	私の場合、低周波治療に鍼治療を加えた治療を受けると、効き目があり、調子がよくなる。自営業なので、仕事の合間を見てできるだけ治療に通いたい。治療に加えて、555体操＋首の温めをきちんとしたことで、効果は出たのだろうか?					

さらに長く続けるヒント

この「2週間セルフケア」は、555体操とホットタオルの活用だけとはいえ、あくまでも私が長年にわたり研究してきた結果に基づいたものです。

首の筋肉は、少し変性しても、治療と体操で元に戻すことが可能です。また筋肉を温めると回復して、酸素と栄養を血液から取り込むようになります。

何よりまずは継続してください。毎日続けることで、首の筋肉が少しずつゆるみ、確実に良くなっていきます。

基本的には毎日欠かさず、ずっと続けていっていただきたいのですが、仕事や家の都合などで、まとまった時間をとるのがままならないこともあるでしょう。そんなときは、できることだけでかまいませんから限られた時間でやってください。

555体操を義務としてこなすのではなく、楽しみましょう。仕事中や勉強中に疲れてくると、自然とあくびや背を伸ばす動作が出てきます。それと同じように、首の筋肉にずっと負担をかけているなと感じたら、体を伸ばすような気持ちで555体操をしてください。

これは首の筋肉をほぐして、副交感神経を高めるためのセルフケアです。副交感神経は幸せを呼ぶ神経です。楽しく、気持ち良くやることが大切です。

毎日2回、必ず555体操をしなければと思い込むと、かえって億劫になって、だんだん面倒臭くなってきます。こうなると、すぐにやめてしまうことが多いようです。もっと気楽に、体を動かさないと気持ちが悪くなるくらいに、この555体操が「癖」になるようにしましょう。

首のこりが心配になり、2週間セルフケアを体験されているわけですから、根本的に、首の筋肉の異常、そしてそこから発症する頚性神経筋症候群の数々に興味をお持ちだと思います。その気持ちを大事にして、もっと首の筋肉をケアされていくのであれば、555体操を続けられることは必須条件です。

ホットタオルも同じです。これはタオルを温めて、首にあてるだけでいいのですから、何よりもまず簡単ですぐにできます。またホットタオルの代用品として、使い捨てカイロでも大丈夫です。

とにかく首を温めると、何よりも気持ちが良くなります。治療だと思わず、スパにでも入ったような気分で、ホットタオルを楽しんでください。

手軽な気持ちのリフレッシュとして、試してみましょう。気持ちが落ち着いて、体がポカポカしてきますので、病みつきになる方もいます。いったんラップに包んだホットタオルは、1週間くらいはそのまま何度使ってもそれほど汚くありませんから、あくまでも続けることを第一に考えてください。

それとあわせてホットタオルをしていないときも、別の方法で首の保温を心がけるようにしてください。ある体験者の方は、ずっとホットタオルをしていたいのだが、通勤や仕事中はさすがにホットタオルができないので、そんなときには必ずマフラーで保温を心がけていると、チェックシートに書き込んでいます。

首を決して冷やさないでおく、ということが身についているのは素晴らしいことです。このように、普段の生活から首のことを気づかっていると、副交感神経の働きも鈍ることなく、活性化したままで、不定愁訴などに悩まされることはありません。

首の筋肉をほぐして、やわらかくし、副交感神経への影響をなくすために、この「2週間セルフケア」を行うわけです。

副交感神経の回復が第一です。副交感神経は前にも書いたように、リラックス、安静の神経です。決して戦闘モードになるための神経ではないのです。

リラックスして、555体操をして、ホットタオルを首にあてなければ効果半減です。肩に力を入れて、2週間セルフケアをするものではありません。

2週間セルフケアをすることが目的ではなくて、これによって首の筋肉をほぐし、副交感神経を高めていくことが本来の目的です。本末転倒にならないようにしてください。気楽に2週間セルフケアを試してみてください。

そしてこれが日常のルーティーンとして、気楽に身についていくことが、本来の目的からいっても、とても理想的です。

体がすっきりしたらずっと続けましょう

2週間セルフケアを試されてみて、いかがでしたでしょうか。

首のこりが解消して、いろいろとみなさんを悩ませていた症状も少なくなり、たいへん体が楽になったと実感された方も多いことだと思います。あるいはまだ十分に効果がない方もいらっしゃるかもしれません。その人も、悪くなるものではありませんから、気楽に気長に楽しんで続けてみてください。

普段から気をつけていても、パソコンや携帯電話なしでは暮らしていけない現代社会ですから、毎日の首の筋肉への負担は決して減ることはありません。むしろ増大していると言っても過言ではないでしょう。いくら2週間のセルフケアで、首の調子がすっきりして快適になったとはいえ、やはり日々の注意は怠ってはいけません。

ここ20年間で、日本人の生活様式が大きく変わってきたように、今後もますます生活に変化が出てくると思います。

テレビゲーム機が発明されて大ヒットすると、次に訪れたのが携帯ゲーム機の発売でした。そしてそれが大ブームを巻き起こします。デスクトップパソコンが普及したとたんに、あらたに開発されたのがノートパソコンです。ところがそれも現在ではiＰａｄに代表されるようなタブレット型コンピューターが開発され、すごい勢いで普及しだしています。

携帯電話も、大きな無線機のようなものから手のひらにのる小さいものになっていって、今やスマートフォンの時代です。電車や街角でたくさんの人がスマートフォンを操作しながら歩いています。

これらで何が一番大きく変わったかといえば、人々のうつむく時間が圧倒的に増えてしまったことです。

昔であれば、テレビだって大きいのが床の間や、居間に鎮座しているだけでした。その頃は「テレビからは3メートル離れて見るように」とよくいいましたが、テレビをうつむき加減で見るようなことはありませんでした。

現代社会では、機械がどんどん小さくなっていき、ポケットサイズ、手のひらサイズになり、軽くて大変便利になりましたが、そのかわりにずっと下を向いて暮らすようになったのです。

これだけうつむきに生活することはかつてなかったでしょう。

これからもいろんなものが、発明され、進化するでしょうが、上を向いて暮らすようになるとは思えません。

このような生活を続けていては、ますます首の筋肉にとっては受難な時代が続くでしょう。今まで以上に酷使されることが多くなります。副交感神経にとっても、首の酷使によって働きがまた阻害される可能性があります。

だからこそ、2週間セルフケアだけで終わるのではなく、それ以降もずっと首の筋肉をケアしていかなければなりません。2週間セルフケアで身についた体操の習慣を、そのまま普段の暮らしの中でも続けてみましょう。

朝起きて顔を洗うときと、夜寝る前もしくはお風呂から上がったときに、555体操とホットタオルをする、といったように、毎日のルーティーンにしてしまえば忘れることなく続けることができます。

特にホットタオルは本当に簡単ですから、時間があればやってください。常に首の筋肉を温めていれば、副交感神経が活性化します。体の調子もずっと維持できます。

2週間セルフケアでつけていたチェックシートも、たいへん役に立つものです。引き続きそのまま利用されることをおすすめします。これ自体が体調管理の日記ですから、自分の体の具合がどういったものかというのを確認するのにとても便利です。

毎日、自分の体調や気づいたことを記していけば、調子を崩してもまた元に戻すことができます。2ヵ月、3ヵ月と続いてしまえば、あとは大丈夫です。一度身についた習慣はなかなか忘れません。

あと、昼間に会社でパソコンでのお仕事が続いたときや、ご自宅にいて携帯電話、ゲーム機に熱中しているときには、15分に1回は必ず、2章でご紹介した「松井式ネッククリラクゼーション」（97ページ）で首の筋肉をほぐしましょう。

セルフケアでせっかくほぐれた首の筋肉が、またかたまってしまいます。15分ごとが難しければ、30分に1回でもけっこうです。

首の筋肉に休憩を与えることを忘れないでください。休憩をとれば、首の筋肉に異常をきたすことはありません。

4章

“心のこり”も取って
さらに健康になる

首が悪いと後ろ向きな性格になる

1章で書きましたように、近年、人を悩ませている慢性疲労や不定愁訴というものは、私のたくさんの臨床経験からいって、大部分は首のこりに端を発しているといえます。日々のうつむき傾向の多い生活によって首の筋肉が疲労して、首こりを誘発し、副交感神経の異常を起こすのです。

既述のように、自律神経には交感神経と副交感神経があって、首こりは副交感神経の働きを弱くします。そうなると交感神経のほうが相対的に優位に働きます。

副交感神経というのは安静の神経で、交感神経は緊急とか戦いとかいう神経ですから、交感神経が優位になれば、前向きで積極的な性格になるのではないかと、みなさんは思われるでしょう。しかし実際はまったく逆です。どんどん後ろ向きで、消極的な性格になっていきます。なぜならば副交感神経が働かなくなるので、自律神経の正常でない症状が、体の各所に起きてくるからです。

たとえば夜も眠れなくなる。なぜかといえば副交感神経失調で交感神経が相対的に強くなるからです。精神的に安静にならないで夜も眠れない、不眠が起きます。そして目が乾くドライアイ、瞳孔が開くため、たくさんの目の症状も起こります。涙を出す神経が副交感神経ですから涙が出なくなるわけです。

暑くもないのに汗が出たり、また口も渇き、つばも出ない、フラフラする、めまいがする。そういった状態が続きます。これでは積極的に仕事をしたり、人前に出るという気分にはなれません。

女性であれば、更年期障害といわれる病気は、まさに自律神経失調症と区分できないぐらい密接な関係にあります。私の臨床経験でいえば、更年期障害適齢期の女性の6割ぐらいは「首」の患者さんで、ホルモン治療で治るのは4割ぐらいではないでしょうか。経験豊かな産婦人科のお医者さんもそう言っています。

ホルモンの分泌、消化液の分泌、血圧のコントロール、脈拍のコントロール、食道、胃、腸のぜん動運動の不調による原因不明の消化管症状など、ほとんど全身の不調が起き、これらをまとめたのが不定愁訴です。

その結果として、体が疲れやすい、全身に倦怠感がある。もしくは全身がだるい、そんな症状に苛《さいな》まれます。

この身体症状がしばらく続くと、わけもなく情緒が不安定になったり、いつも不安感がある、常にイライラしている、焦燥感がある、などの症状も出てきます。

また、何もする気が起きない、意欲、または気力がない、気分が落ち込む、気が滅入りそうだ、1つのことに集中できない、根気がない、仕事や勉強を続けられない、集中力がなくなり、人が言うことや、本を読んだことが、右から左へ抜けて頭に入らなくなり、記憶が低下した、などの症状が出てきます。

自律神経というのは、脳の中で不安とかうつといった症状を出す中枢と密接な関係をしています。またホルモンも自律神経が出しているのですから、その自律神経に変調をきたすということは、健全な社会生活を送りにくくなることを意味します。

これでは当然、前向きで、積極的な生活など送れません。

家に引きこもりがちになり、職場でも同僚とご飯に行ったり飲みに行ったりという時間を持てなくなります。この病気は症状の変動が激しいので、調子の良いときは、友人と飲みにも行けるのです。症状の変動は気圧に関係しています。

私が頸性神経筋症候群と名づけて、これらの症状が首のこりからくるものであると、発表するまで、首と精神の関係には誰も気づきませんでした。

だから私は何もわかってらっしゃらない患者さんにこう言うのです。

「首が悪くなるとうつ症状が出て、後ろ向きなものの考え方となります。このうつは、精神疾患のうつ病（大うつ病）の自殺率の5倍以上という恐ろしいものです」

ですが、最初は何をバカなという反応がほとんどでした。

しかし、実際にそういった後ろ向きな性格で日々の暮らしを送らざるをえなかった方々が、私の著書を読まれ、わらにもすがる気持ちで私のところにお出でになり、私の言葉に素直に耳を傾けられ、治療に専念されると、やがて症状も消え、ニコニコした自然な笑顔が出て、「人生が楽しくなりました」と言うようになるのです。あれもしたい、これもしたいと、以前の前向きな性格に戻り、まったく別人のように生まれ変わったと言っている人も多いのです。

完治したとき「首からうつが出ることがはじめは信じられなかったけれど、やっとそういう新しい病気があることを理解できました」と言われます。

首が本当に大事な場所であるということを、みなさんにご理解いただきたいと思います。

性格が後ろ向きになるというのは、病んでいるときの単なる現象です。しかしそこには首のこりという大きな要因が隠されているのです。

うつっぽい人は首を疑ったほうがいい

意外に思われるかもしれませんが、首こりは心の病気をも引き起こしています。

かねてより私は、さまざま病気が、首の筋肉の異常から起こることを発表してきました。そして実際に首のこりをなくすことにより、たくさんの患者さんの症状を回復させて、元の健康なお体で暮らしていただいています。

慢性疲労やその他いろいろな症状があらわれる不定愁訴は、首こりを取り除くことで、ほとんどの患者さんがきちんと治癒しています。

それのみならず心療内科や精神科で「うつ」と診断され、いくつものクリニックを受診して、抗うつ剤の薬漬け状態が続き、それも5年、10年、もっと長い人もいます。まったく改善の兆しがないが、薬を中止すると、恐ろしいことが起きると思い、薬もやめられない。しかも前述の身体症状が、うつ特有の症状の何倍も出て、どこの病院へ行っても、身体症状の原因がわからない。死ぬまでこの不定愁訴に悩まされるのであれば、自殺したほうがましだと、たくさんの人が自殺しているのです。

精神科医も、この身体症状はうつの症状だと思っています。しかし、私が自律神経失調の治療法を完成したことにより、時代は変わりました。精神科医がうつの症状と思っていた身体症状（不定愁訴）を、取り除くことができるようになりました。この身体症状は、うつの症状ではなかったのです。

心療内科や精神科で治せないうつ、「うつ病」と診断された人が、首のこりを取ることで治るのです。正確にいえば、これらのうつ病は、従来のものと違い「頚性新型うつ病」と呼ばれるものです。

なぜ、頚性新型うつ病が、首の筋肉を元に戻すことで治せるのか、みなさん不思議に思われるでしょうが、実は当たり前のことなのです。

繰り返しになりますが、心の病につながっていく自律神経失調症は、そのほとんどが首の筋肉の異常からきています。首こりがだんだんとひどくなると、首にある副交感神経センターの働きを鈍らせます。やがて交感神経が優位になり、体の調子を狂わせ、自律神経失調症に進んでいきます。

首の筋肉の状態が悪くなっていくと、そのまま副交感神経の働きに影響するとともに、不安の中枢にも影響を与え、人の精神状態を不安定なものにするのです。

ですから首の筋肉がかたくなって首こりを生じると、そのままストレートに自律神経の異常と、不安定な精神状態をまねきます。心の不調は、まず首の不調から始まるのです。

さて２０１１年、私は「日本新型ウツ病学会」というのを立ち上げました。なぜならば近年の心療内科や精神科のお医者さんたちの、怠慢ともいえる新型うつ病への取り組みに大きな憤りを感じているからです。近年の新型うつ病が、心療内科や精神科の手には負えず、不治のものとしてあつかわれていることに、私はかねてから異をとなえてきました。

はっきりいって心療内科や精神科では、新型うつ病を治せません。精神科のお医者さんで治せるうつ病と、首こりからくる新型うつ病はまったく違う病気なのです。そこをわかって治療にかかわらないといけないのですが、その認識が、精神科のお医者さんにまったくありません。のみならず、新型うつ病の患者さんに対して、今までと同じような、おざなりな投薬や治療を行うことによって、むしろ病状を悪化させていきます。

精神疾患でない「頚性新型うつ」の患者さんに、抗うつ剤と心理療法で治そうとして、治らないときは、精神科医は万策尽きて電撃療法を行うのです。首を治せば、うつは完治する患者さんに考えられない荒っぽい治療法を現実に行っています。この治療の直前に、東京脳神経センターで、首の異常が見つかり、電撃療法を免れた患者さんもいます。

たとえ病気のきっかけが、リストラやその他のストレスによるものでも、それがそのまま精神疾患の大うつになっていくことはほとんどありません。むしろ首のこりなど異常のある方が新型うつ病を発症して、間違った治療法でより悪化し悲しい結末を迎えています。首の筋肉の異常に気づいて、それをきちんと治療すれば、日本の自殺者の多くを減らすことができると信じています。

ですから私は、心療内科や精神科以外の診療科目のお医者さんたちや、医療関係者とはかって、「日本新型ウツ病学会」をつくりました。そしてこの病気に対する日本人、そして医療関係者の理解をひろめ、多くの自殺者を未然に防ごうと考えています。

この動きに多くの関係者の方から支持をいただいております。また何よりも嬉しいのは、実際に私の診療で新型うつ病から回復された、多くの患者さんに応援していただいていることです。

これによりお医者さんをふくめた多くの医療関係者が、首の筋肉の大切さに早く気づき、間違った治療を患者さんにほどこさないように、今後も研究発表を日本新型ウツ病学会で続けていきます。そして多くの方に、精神疾患のうつ病と、首が原因の新型ウツ病が根本的に違うものであることをわかっていただきたいのです。

日本人の生真面目《きまじめ》な性格が災いの元

歴史の本をひもとけば、150年前の日本は、江戸時代という欧米から見ると少し遅れた時代を過ごしていました。しかし黒船がやって来て世界に門を開き、明治維新を迎えます。それから30年ほどで日本は世界の一等国の仲間入りを果たします。

しかしそれもいくつかの大きな戦争を経て、60年ほど前には、この国は焼け野原の何もない国になっておりました。

敗戦後しばらくはアメリカの占領下にありましたが、戦争の傷跡からも立ち直り、やがて驚くような発展を遂げます。またたく間に日本は、世界の大国と肩を並べる経済大国となります。

この大きな経済発展の原動力は、なんだったのでしょうか。

やはり日本人の根っからの生真面目さにあったと思います。どの国の人と比べても、日本人のまじめと勤勉さは群を抜いており、世界に誇れるものです。

しかし近年ではその生真面目さが災いしているようです。

欧米人のように、仕事はもちろん一生懸命するが、休みは十分にとって長期旅行に出かけたり、普段でも仕事終わりや週末は家族や恋人とゆっくり過ごすということを、日本人はあまりしません。日本人は幸せを呼ぶ副交感神経の使い方が下手といえるでしょう。

家族よりも、余暇よりも仕事という方がたくさんいらっしゃいます。これが首にはたいへんよくないのです。パソコンを使った作業や書類仕事、伝票処理などのデスクワークをしている間は、常に下を向いたままになります。これが首の筋肉に負担をかけ続けて、やがて筋肉を痛めるのです。

筋肉というのは、通常は収縮と弛緩《しかん》を繰り返します。この弛緩しているときが実はとても大事で、このときに筋肉は、心臓から送られてくるフレッシュな血液から酸素や栄養を、組織の中に補給します。そして、老廃物の乳酸をウォッシュアウトします。

筋肉というのは、緊張したままではダメで、リラックスさせて休ませないといけないのです。

高度経済成長を成し遂げた日本人は、休むことは罪悪とでもいうように、持ち前の勤勉さで、ずっと働きづめに働いてきました。当然ですが、体の不調くらいでお仕事を休むことはできません。

体が健康で元気な人がうつ状態になっていくことはありません。何かしらの小さな体の不調が重なって、やがて心の調子にささいな影響を与えます。それが積み重なっていくと、取り返しのつかない大きなものになるのです。

仕事が順調でも、体の調子に何か狂いが生じると、それが心のひっかかりとなり、仕事に集中できなくなります。やがてうつ状態に落ちていきます。

家庭でも同じです。体の調子が良いと、家庭生活も明るく、楽しく過ごせます。しかし首の状態が悪くなると体中の調子が狂ってきます。体調不良に陥っても、家族にはわかりません。ここが非常に重要なポイントです。首からのうつの患者さん、ほとんど全員が訴える大切なポイントです。

しかし、これは今までは、原因不明といわれてきました。あえて探すなら、仕事の場合は、会社内の人間関係、不況によるリストラや、配置転換、販売不振による営業成績へのプレッシャーなど、いわゆるストレスと言われているものです。また家庭では、夫婦関係の悩みやお子さんの教育問題があるでしょう。またこれも不況ですが、お給料が減り、家計費のやりくり、とストレスが絶えません。

しかし、ストレスが本当の原因でしょうか。

私の今までに拝見してきた患者さんたちの臨床経験からいえば、ストレスのせいにされていた患者さんが実はその原因が自律神経で、しかも首の筋肉の異常にあったのです。

その証拠は、首の筋肉の異常を治すとすべての症状が霧のごとく消えていくのでわかりますが、詳しくは別の本に譲ります。

日本人の勤勉さが裏目に出ているのだと考えられます。ただ訳のわからないストレスではなく、もっとはっきりした病気の起きるメカニズムを明確にした、症状との因果関係のある医療をすべきだと考えています。

精神疾患のうつは全部、対症療法といっていい療法です。出てきた症状を、原因はわからないが、症状だけ薬で軽くするのが中心の療法です。それにカウンセリングなど、精神療法を加えていきます。これでも治らなければ、何が起きるかわからないが、脳に電撃ショックを与え、うつを治すという電撃療法を行います。電撃治療がどういうメカニズムでうつを治すのかわかりません。治療の後、健忘症が出たり、頭痛が出たりする可能性があります。

こんな時代だからこそ、現代人特有の首と自律神経の関係性に深く着目して、根本的な治癒に取り組むべきだと考えています。この治療には薬はいりません。逆にいえば、製薬業界には不利益なことにもなります。しかし大事なことは、一部の人の利権ではなく、日本人の健康ではないでしょうか。

オンとオフをつくってリフレッシュ

前項でも少し触れましたが、ヨーロッパの人たちは大昔からバケーションをとるのが当たり前になっていて、それが体と心を休めるのにとても良い時間になっています。気持ちのオン・オフを自然と取れる生活を送っています。

普段はオフィスでパソコン相手にうつむいて仕事をしている人でも、気持ちを簡単に切り替えて、夏休みは1カ月とって旅行に行きます。また日々の仕事でも、残業することなく、日本人の感覚からすれば「さっさと」職場を後にします。そこから先は家に帰り家族とくつろごうと、自分の趣味にうちこもうと、それは自由です。副交感神経をフルに使うのです。

またアメリカでも、ワーカホリックの人が多いとはいえ、やはり日本人に比べると残業することは少ないですし、自分の仕事が終われば、やはり「さっさと」オフィスから出ていきます。ヨーロッパ人と同じく年にたびたびバケーションをとって旅行に出かけます。私はアメリカのニューヨークとワシントンD.C.での研究生活が長かったからか、休みは欧米人と同じような取り方をして、オンとオフをはっきりさせています。仕事をするときは、3人分ぐらいの仕事に没頭します。

それに比べると日本人はやはりオン・オフのつくり方がうまくなく、副交感神経の使い方も知らないといえるかもしれません。残業も好きですし、休日返上もいとわない人が多いように思われます。以前ならば日本人がいっせいにお休みしたお正月も、近年では元旦からお店も開いていて、心の休まる日がなくなってきました。

経済の世界では休みなく、お金を稼ぐのが良いのでしょうが、人間の体にとっては少しも良くありません。

首の筋肉を酷使する暮らしが続いているのですから、やはり休みをしっかりとって、心も体もリフレッシュすることが必要です。パソコンの前を離れて、首にも大いに休みをあげることが、慢性疲労や不定愁訴を防ぐ大切なポイントになります。

普段の生活でも、オンのときとオフの時間を必ずつくって、心に休息を与えることが大切です。この心の切り替えは、副交感神経と交感神経にとっても、とても大切なことになります。

両者がアクセルとブレーキの関係だと、前に述べました。

自動車でもアクセルを思いっきり踏み続けていると、それはエンジンにとって大きな負担となります。そのうち壊れて動かなくなるか、もしくはスピードを出したまま、カーブを曲がりきれずにどこかへ吹っ飛んでしまうでしょう。

やはりアクセルから足をはなしてブレーキを踏んで、スピードを緩めてやらないといけません。

たびたび書いていますが、近年患者さんが増えている慢性疲労や不定愁訴、自律神経失調症などは、副交感神経の働きが鈍くなり起こっております。

日常の暮らしでも、副交感神経を高めるように努めないと、人間の体は常に戦闘モードに入ったままで、走り続けます。

どこかで心の緊張を解いてあげないと、大変なことになります。

仕事をされている場合には、そういうわけにはいきません。やはり戦場に赴いているわけですから、ある程度はしかたないでしょう。

しかし、日頃から息の抜けない環境にいても、何かしら心をリラックスさせる方法を見つけるようにしてください。

2章でご紹介した555体操を取り入れて、首を休め、そしていたわってください。少しでも首の筋肉のこりを取ってあげることで、副交感神経の働きが高まります。

何よりも仕事の手を休めて、体操をすることで、たかぶった神経もひと休みさせることができます。すると気持ちにもゆとりが出てきて、張りつめた緊張の糸を解きほぐすことで、たかぶった交感神経を鎮めることができるでしょう。

普段の生活の中から、うまくオン・オフをとるように心がけることが、体にも心にも大切なことです。

「睡眠たっぷりがいい」本当の理由

風邪を引くと、子どもの頃は親から「早く寝なさい」とよく言われたものです。たしかにあらゆる病気に、睡眠はとても良い薬になります。体を休めることにより、休養を十分に取り、体力を蓄えれば自己免疫力も上がります。そうすれば体に入ってきた、病原菌やウイルスと戦う力がアップするので、自分の自然治癒力が大いに高まり、病気からの回復も早くなるのです。それよりも病気になりにくくなるのです。

医学の発達していない古代から、人間が生きていく上で身につけた、まさに先人の知恵とでも言うべきものでしょう。

しかし慢性疲労や不定愁訴、そして自律神経失調症などの症状は、子どもの風邪引きのように、寝ていれば自然に治るというものではありません。もちろん十分な睡眠は必要ですし、眠ることに越したことはないでしょう。しかし、最後はやはり専門医の治療のもとに、少しずつ良くしていくものです。

頸性神経筋症候群の症状の１つに数えられるものに不眠症があります。これは副交感神経が働いていないために、交感神経の働きがずっと高まったままで、眠れなくなるのです。

たとえば民間療法でも、眠りに入りやすくするために、次のようなことをしなさいと言われることがあります。

・カフェインのような刺激物は摂らない。

・夕方以降は、神経をたかぶらせるので、激しい運動をしない。ただし日中の適度な運動は、体を疲れさせ、眠りに入りやすくさせるので効果的。

・ベッドに入る直前に軽くマッサージやストレッチをする（過度の運動は神経をたかぶらせるので逆効果）。

・ゲームやパソコンは脳が興奮するので寝る前にはしない。

・とにかく寝る前にはリラックスする。

どれを見ても心と体をリラックスさせることばかりです。休む前には楽しいことを考えて、目をつむれば、いつのまにかぐっすりと眠れるようになっています。それもこれもすべて副交感神経の働きのおかげです。

ところが、首こりがひどくなると、この睡眠にとってとても大事な副交感神経の働きが妨げられるばかりでなく、睡眠にとって敵ともいうべき交感神経が働き続けるのです。列挙した睡眠にとっていいことの、逆のことをしているわけでもないのに、交感神経が勝手に脳を興奮させ、交感神経は戦いの神経ですから、これから休みたいのに、戦闘モードに体を持っていくのです。

これが頸性神経筋症候群で発症する、不眠症の最大の原因です。

逆に言えば、不眠症にならずに毎晩ぐっすり眠れているということは、副交感神経がきちんと正常に機能していることになります。そうであれば、たっぷりな睡眠が体に休息を十分に与えているということですから、大変良いことです。

それともうひとつ睡眠がとても大事な理由があります。

人間は1日のほとんどの時間を、起きて過ごしています。このことはすなわち、重たい頭が首の上にのったままであることを意味します。

普段の生活の中で、眠っている時間はたいていの方で6時間くらいでしょう。現代ではなかなか8時間睡眠をとれていらっしゃる方は少ないと思います。仕事のお忙しい方だと5時間以下の方も少なくありません。

1日24時間のうち、睡眠の少ない方で19時間、多い方でも16時間もの長い時間、大きなスイカに匹敵する、約6キログラムもある頭を、首の筋肉はずっと支え続けているのです。そういった意味でも、首ほど体の中で酷使されているところはありません。

睡眠時間が短くなればなるほど、首の筋肉への負担はますます増え続けます。それはますます副交感神経の働きを悪くしていきます。

あえて言うなら、首の筋肉の負担を少なくするには、たとえ眠れなくても、横になって頭の重さを首から取り除いてやることが大切です。ただし横になれば何をしてもいいというわけではありません。ベッドでテレビやビデオを見たり、本を読むときは、姿勢に十分気をつけてください。悪い姿勢ですと、かえって首の筋肉への負担が大きくなり、首のこりを助長する場合があります。まずは首の筋肉がリラックスする状態、姿勢をつくりましょう。そして睡眠がぐっすりとれるようにしてください。

ゆったりとして首の緊張を取り除いて首こりを防ぎましょう。そうすれば副交感神経が十分に活動できるようになります。ますます深く、ぐっすりと眠りにつくことができるようになります。

バランス感覚を養う

心療内科や精神科でうつ病と診断された方の大部分は、本当は精神科の本来の病気である大うつ病でも躁うつ病でもありません。そのほとんどが頸性新型うつ病という病気です。ですから精神科に行っても、治すことができないのです。

ずっと書いてきていますように、首のこりが副交感神経の働きを阻害します。そうしますと、自律神経の働きをおかしくするのですから、そのうちに自律神経失調症を発症します。

その症状が続くと、慢性疲労や不定愁訴と言われるところまで患者さんの体調は悪化していきます。しかしどの病院に行っても、治すことができない。すると最初は理解を示していた周りにいらっしゃる職場の上司や同僚、家庭では家族の方々も、そのうちにだんだんと非協力的になってきます。

病状には波があり、調子の良いときは、症状が何も出ないほど良いときもあります。そういうときに、友人と飲みに行ったり、食事に行ったりすると周囲も人も「仮病じゃないか」「怠け者だ」と思うようになります。そこで追いうちをかけるのは、体調不良で眼科や内科や整形外科や消化器科の不定愁訴が出て、病院を受診して、担当のドクターがこの病気を知らないため、「異常ありません」と診察されることです。これが周囲の人に知られると、それみたことか思われ、ますます仮病と思われてしまいます。患者さんは居場所がなくなってしまうのです。

そして、しだいに周囲の人たちと人間関係がおかしくなります。頸性神経筋症候群の患者さんのほとんど全員が訴えるのは、本人は死ぬほど辛いのに、周囲の人たちの理解が得られず、「精神がたるんでいる」「仮病だ」「ナマケモノだ」と思われ、人間関係が悪くなることです。

これら患者さんにある種、共通しているのは、決してチャランポランな性格の方ではないということです。むしろまじめな方が多いとさえいえます。どこか抜けているくらいの性格であれば、気に病むことなく、大げさに考えて、思い悩まれることはありません。この病気の典型は、私の見立てでいうと皇太子妃雅子様です。

そういった方は、普段の生活でもまじめに考えることが多く、思いつめる傾向にあります。結果的に、それが精神的にも追い込まれ、病気を重くしていく原因になります。

ひとつのことに対しての過度な思いつめは、首にも良くありません。身がまえたり、のめり込んだりすると、姿勢にも悪い影響をあたえます。見るからに肩にギュッと力が入った状態は、ちょうど甲羅《こうら》に首をすくめる亀のようで、前かがみの、肩と首に無駄な力が入ったままです。もっとゆったりと、鷹揚《おうよう》にかまえて、1つのことに集中しすぎないようにしましょう。何ごともひとつのことに偏らないことが大事です。

そもそも現代に多く患者さんを出している慢性疲労や不定愁訴は、副交感神経がきちんと働かず、交感神経が暴走していることから起こっているわけです。

もちろん副交感神経が働いていない理由のほとんどの原因は、首のこりによって副交感神経が働きにくくなっていることにあります。しかし普段の生活でも、バランス感覚をしっかりもって対応していくと、副交感神経がきちんと働いている状況をつくりだせます。

心の状態が「戦闘モードに入っているな」と思えば、リラックスを心がけて、気持ちをなるべく平和モードに持っていきます。

副交感神経が作用しているリラックスの状態にするのです。そのためにも思い悩まないことです。人間には少しチャランポランな部分が必要だ、というのはそういった意味です。ある一方の側に行きすぎたな、反対側に戻そうと、ものごとの振れ幅を自分でしっかりとわかっていれば、物事をバランス良く考えることができて、小さいことに思い悩むこともありません。

仕事に熱中しすぎたなと思えば、同じくらいの熱意で遊びだとか趣味にも心をかたむけて、自分の心の中のバランスをとるようにしてください。もちろん仕事だけではありません。家庭でもその他のことでも、常にそのバランス感覚を持って、行動しましょう。そうすれば心にもゆとりが出てきます。

人生では常に遊び心を忘れないことです。これはうつに限ったことではありません。認知症も、遊び心のない人は非常に高い確率で脳の働きが悪くなり、発症率が高くなります。仕事をしているときはあまり出てきませんが、定年を迎えたとき、学校の先生や警察官など固い仕事についておられる方で、仕事以外に趣味を持たない人は脳が働かなくなりやすいので気をつけられたほうがいいでしょう。

また、いつも肩肘をはった暮らしをしていると、リラックスもできず、自ずと普段の体の姿勢も前かがみで、首の筋肉にとって良くない体勢で、毎日を過ごすことになります。

これではますます副交感神経にとって良くありません。

思いつめているな、と感じたらすぐに仕事の手をやすめて、555体操をその場で試してください。また試してみるだけでなく、毎日続けるようにしましょう。

首の筋肉に負担をかけないような生活を心がける。そのために、ゆったりとして、思いつめないようにする。そうすれば副交感神経がきちんと働いている暮らしを送れます。

自分のことを振り返って、どちらかに行きすぎていないか、自分で確かめられるようなバランス感覚を大事にしましょう。

気分を変えるための発想法

首こりの治療にずっとたずさわり、患者さんの症状を診て感じるのは、なぜか日本は交感神経優位の国だなということです。

毎日、満員電車で揺られて、しかもその電車が1分遅れるだけでみんなイライラする国です。世界中で、秒刻みで電車がダイヤどおりにくるのは日本しかありません。

他の国は時刻表もなく、あっても書いてあることといえば、だいたい何分ごとくらいに来る、と表示してあるだけです。

私はアメリカに5年近くいたのですが、アメリカに住んでいると、割合ゆったりした気分になれるような環境でした。しかし日本では何かに追われているように気ぜわしく、なかなか精神的にゆったりできない環境です。

同じ人間が場所によって変わるのですから、やはり環境が違うのでしょう。副交感神経が活性化されればゆったりした気分になるのですが、日本人は交感神経が興奮した生活を送っているので、なかなかゆったりとした気分になれないようです。

そういう忙しい日が続くときには、私は海を見てゆっくりとした気分になるようにしています。瀬戸内育ちですから、どこにいても、海を見ていれば心がやすらいでいきます。

他の方法としては、ひらめきを鍛えます。なんでもいいのですが、何かを思いつくようにするのです。

記憶力には自信がありませんが、ひらめきの脳を持っているようで、その昔恩師からひらめきアイディアでは東大で一番だと太鼓判をもらったくらいですから、ひらめきには自信があります。

私の場合、ひらめきが起こるのは、いつも朝起きたときです。枕元には必ずメモ帳を置いていて、目覚めてすぐに思いついたことを全部書くようにしています。朝起きて、少し頭がボーッとしたような感じのときに、いいひらめきが出ます。医学で見すごされていた首の筋肉のこの病気の発見も、他にもいっぱい新しい考えが生まれたのもこのときだったのです。正に副交感神経優位のたまものです。

脳が理性的に働いているよりは、少しボーッとした感じで、混沌としているときのほうが脳から良い発想が生まれるのです。脳がショートしたような感じで、バチバチッとひらめくというよりは、もやもやっとした中にひらめきが自然とあらわれてくるような感じです。

朝は、脳でいえば、睡眠をたっぷりとったことで十分に休息が与えられ、副交感神経も高まっています。意識としてはボーッとしているのですが、副交感神経の働きは最高の状態なのです。ですから四国と東京を往復する新幹線の中でも、ボーッとしているときはいろいろアイディアが出ます。やはりリラックス状態なのでしょう。

リラックスすることが、副交感神経そのものの働きですから、生活の中にゆっくりすることを取り入れるということが、まず自分でできることとして、やるべきことだと思います。

たとえば、職場などでずっと同じ姿勢でいるのは、交感神経の働きが強いことを示しています。仕事も休みながらしないといけません。

また、仕事を終えて家に帰ってきていても、仕事のことが頭から離れなくて、気分がたかぶったままなかなか寝つけない人がいると思います。そんなときはホットタオルを首にあててゆっくりするとか、とりあえずボーッとしている時間をつくりましょう。

気分を変えようと、スポーツをされる方もいますが、スポーツは交感神経が主ですから、気をつけないとかえって寝られなくなります。

そういう意味では絵を描いてみるのも良いかもしれません。副交感神経が高まってリラックスできると思います。現に、作家は根を詰めて書くので、交感神経が活発になりますが、画家、特に風景画家なんかはいつもゆっくりとしていて、副交感神経が働いています。

10年以上のこりを取る気持ちで

首こりからくるさまざまな症状を治すために、みなさんは2章でご紹介した555体操とホットタオルをお続けになられていると思います。

そこには、みなさんのかたくなっている首の筋肉をやわらかくしていくための、大事な要素がいくつもちりばめられています。しかし毎日続けられていても、ときどき不安になることがあるでしょう。本当に良くなっているのだろうかと。

実際、積み重なった首の筋肉へのダメージが、一朝一夕の運動ですぐに良くなることはありません。しかしあきらめずにずっと続けていけば、やがて消えていきます。

しかし首のセルフケアをして取れるのは、治療の必要のない、本当に軽いこりの場合だけです。首のこりが重くなっていれば、もう555体操だけでは治せません。通院による治療が必要です。副交感神経の異常による、神経症状もすでにいくつか出てきます。

首のこりが進んでいても、初期の段階で、まだそんなに重くなってないと言える時期でしたら、週に3度ほどの通院治療で完治します。もちろん、病院での治療だけでなく、体操や、首の筋肉に負担をかけないように日頃の姿勢などに注意すれば、わりあい早く治すことが可能です。再発もしません。

しかし症状がかなり重くなっていて、自律神経失調症や慢性疲労などのたくさんの症状や頚性神経筋症候群がとてもひどい場合や、新型うつ病にまで進んでいる場合は、入院して治療するしかありません。

長年にわたる首の筋肉の酷使は、想像以上のダメージを筋肉に与えています。こりかたまった首の筋肉は、ちょっとやそっとではほぐすことはできません。入院はうつ症状の出ている人が多いのですが、入院するとうつ症状は入院して3週間、体の不定愁訴は入院して3ヵ月で大半の方は完治します。

東京脳神経センターは通院治療にしか対応しておりませんが、入院していただける病院は、四国の香川県にあります。この病院は親しくしていただいていた大平正芳元首相の田園都市構想を実現するためつくった病院です。医療と教育が要になりますので、大平首相の地元の人口15万の地域で「不定愁訴」と「ボケ」と「寝たきり」を失くすことを目的とした病院を建てました。最近では讃岐《さぬき》うどんの大ブームで、〝うどん県〟として一躍脚光を浴びておりますが、瀬戸内気候で冬でも温暖なところです。

香川県は日本で一番住みやすい地方のひとつと言われています。あちらこちらに引っ越している転勤族の人たちにも、いろいろな所に転勤したけど香川県はよかった、と言ってくれる人が多いそうです。

海も近くて、風光明媚《めいび》で、しかも瀬戸内でとれる魚もとてもおいしく、まさに副交感神経を高めるには最適の地と言えます。

ストレスのたまる都会の生活を離れて、雑音からも遠ざかり、静かでゆったりとした自然にかこまれて暮らす3ヵ月の入院です。それまで、5年も10年も苦しみぬいてきた自律神経失調症、慢性疲労などの頸性神経筋症候群や、新型うつ病ですが、どんな患者さんでも、3ヵ月ほど私の病院に入院されたら、ほぼ完治されて退院されます。

毎日、首の筋肉のこりを取る治療をして、副交感神経の回復をはかります。低周波治療器などによる医学的な治療だけでなく、のどかな環境で静かに暮らすことができますので、気持ちもゆったりしてきます。

この気持ちのいい日々が、患者さんたちにとっては副交感神経を元の働きに戻すのには、重要な時間です。瀬戸内の空気は患者さんたちの治癒《ちゆ》力を助長してくれます。

こうして物心両面による治療でみなさん劇的に回復されるのです。余談ですが、病院で患者さんたちに出される病院食は、びっくりするくらいにおいしい食事です。今までの病院食のイメージからは想像できない味です。私も四国に帰ると、外へ食べに行くこともなく、三食すべてを病院ですましています。

青魚をふんだんに取り入れていますから、首こりにもよく、脳の活性化にもとても適した食事です。青魚をあまり食べない東京の人は、病院食のレシピをもらって帰られたりします。NHKが調べたところ、病院食に青魚の料理を出す回数と量は、全国で私の病院が一番多いというので取材され、放送されました。

入院される患者さんは、最初に私の病院の門をたたかれたときは、日本中の病院から見放され、この世の終わりのような表情でした。しかし、病気を治すという不退転の決意とご家族の理解のもと、一生懸命に治療に専念され、3ヵ月後にはほとんどの方が晴れやかに退院されていきます。

手前味噌《てまえみそ》ながら、私の病院のスタッフは、みなさんの決意と努力のお手伝いをさせていただいているにすぎません。

私は〝人間再生工場〟だと、冗談で言っております。それほど、劇的に別人に生まれ変わったと患者さんご本人が退院のとき言って帰られます。

終章

副交感神経がアップする理想の生活習慣

朝、昼、晩……楽しい食生活のすすめ

首のこりを取って副交感神経を高める。そのための555体操、首を温めるホットタオルの活用法などについて述べてきました。また私たちの日頃の生活がいかに副交感神経の働きを悪くさせることが多いかについてもお話しさせていただきました。

最後の章では、こういった考えの上に、さらに副交感神経をアップさせる理想の生活ともいえる生活についてお話しさせていただきたいと思っています。

まず食事について考えてみます。

副交感神経というものは、リラックスした状態をつくり出したり、また逆に、リラックスした状態であれば副交感神経が高まるという関係にあります。日々の食事も同様に、心をリラックスさせる食事をとったり、反対に食事をとることで心がリラックスするものを選んで食べることも大切です。

私は基本的には好きなものを、好きなときに食べるのが一番だと考えています。健康にいいものを食べなくてはと食べたくもないものを我慢して食べてストレスを溜めてしまっては仕方ありません。それよりも好きなものを楽しく味わって、楽しい雰囲気の中で食べるのが良いと思います。栄養があるからといって、無理をして好きでもないものを食べる必要はないでしょう。

しかし私自身を振り返ってみますと、好きなものばかりを食べているのですが、それが結果的には、副交感神経を高めるのにとてもいいものだったりしています。それが幸いなことに、健康でいられる要因かもしれません。

たとえば首こりを防ぎ、副交感神経を高める食べ物として、イワシ、アジ、サンマ、サバ、マグロなどの背の青い魚が大変おすすめです。

これらにはDHA（ドコサヘキサエン酸）やEPA（エイコサペンタエン酸）などの脂肪酸が豊富に含まれています。最近の研究によれば、これらの脂肪酸は、血液中のコレステロールの溜まりすぎを防いだり、老化を防いだりするだけでなく、脳や神経の働きにとてもいいことがわかってきています。

私は瀬戸内育ちのせいか、小さい頃からそれらの魚が大好きでした。今でも毎日、欠かさず魚を食べるといっても過言ではないほど好物です。私の東京での住まいのすぐそばにあるチェーンの食堂にも、サバを使った朝定食があって、しょっちゅう利用しています。安くてとても栄養もありますから、何も言うことなしです。

これらの大衆魚でしたら高くないので、毎日のように食べても家計を気にすることもないでしょう。日本人は昔から、こういう青背魚をタンパク源としてたくさん食べていましたが、最近は食べる機会もすっかり減り、料理ができる奥さんも減ってきています。

また、余談ですが、瀬戸内海ではとれないので憧《あこが》れがあるせいか、マグロも大好きで、月に何回かは築地のマグロ専門店に足を運ぶようにしています。

食事の合間に飲むお茶はどうでしょうか。私は、診察の合間には、お茶を飲むにしても、コーヒーを好まず、紅茶やハーブティーを飲むようにしています。

とくに夕方の診察を終えた後に、カフェインの多いものを飲むと、交感神経が高まり興奮して、眠りにくくなりますので注意しています。

中でもルイボス茶を飲むことが多いですね。これは、カフェインを含まず、タンニンも少ないので、副交感神経の働きにもとってもいいのです。やはり刺激のきついものを飲むと、副交感神経よりも交感神経の働きのほうが高まり、リラックスできません。

それからショウガがおすすめです。ショウガには体を温める作用があります。コーヒーの代わりに、ショウガ紅茶などを飲まれるのもいいと思います。またショウガを使った料理を食べた後や、ショウガ紅茶を飲まれた後に、ゆったりとした気分でホットタオルを首に巻いて使えば、体全体が温まって、首こりを取るにも最適です。

これらを考えあわせると、イワシやサバをショウガ醤油で調理したものなどは、副交感神経の働きを高めるのにいい料理といえます。

私自身が実践しているように、好きだから自然に食べているものが、結果的に副交感神経を高めるのに良いものであるのが理想的です。そうすれば無理することなくリラックスした生活が送れますので、いずれにしても、食事はゆっくり楽しくおいしく食べることを心がけてください。

起きてすっきり脳トレーニング

見たり聞いたりしたことを、目や耳を通して脳は情報として受け取ります。そこから体の各部に指令を与えたり、感情をあらわしたりします。

ですから感性を高めることは、感情が豊かになり、また心穏やかに暮らしていくことにつながります。それまで仕事一辺倒でせかせか生活していた日常生活の中でも、感情の起伏に富み、喜怒哀楽の、「喜」と「楽」に溢れた人生に変わりだします。

そのためにも、さまざまな情報を受け取る脳の働きを高めるように心がけましょう。私は、朝、目覚めたときに脳を使うトレーニングを実践しています。脳の活性化が良くなるとアイディアがわき、仕事が楽しくなります。またそのことが副交感神経へフィードバックして、精神的に満ちたりた暮らしを送れるようになります。

まず、その前に、ぐっすりと睡眠をとることです。ぐっすり寝ることで、首の筋肉の疲れも取れます。それで副交感神経の働きも、朝、いいものになっているはずです。

脳の働きを活性化させるにはどうしたらいいでしょう。以前、携帯ゲーム機のソフトで大ヒットしたものがありましたが、そういうものではありません。市販されている脳トレソフトには、臨床経験の少ない学者さんが、こうすれば人の脳に良いとか言っていましたが、そういったのはあまり役にも立ちません。小学生に計算ばかりさせる教育法などもありますが、あれは脳のトレーニングより、忍耐力のトレーニングに効果があるのではないかと思います。

私が今、やっているのは、数年前に偶然見つけたソフトです。「脳年齢測定」といって、ある電機メーカーの電子辞書に入っていました。計算問題と記憶問題がたくさん出てきます。計算と記憶を、短い時間でやることは、脳を鍛えるのにとても有効です。いつも30代だという結果が出ています。調子の良いときは、たまに28歳とか29歳も出ます。

脳の働きは20歳を過ぎるとだんだんと低下していきます。機能の低下を防ぐためには、鍛えなければいけないのです。では鍛えるためにはどうすればよいかといえば、イメージを大切にしたトレーニングをしましょう。ただ漠然と計算問題や記憶問題をやっていても脳は活性化しないのです。

脳を本当の意味で鍛え、楽しい発想が出るには、イマジネーションがわくように心がけることが大切です。この「脳年齢測定」でも、出てくるのは簡単な四則計算ですが、それをする場合でも、漫然と計算していては意味がありません。

画面に数字が出たときに、普通に足し算や掛け算で計算して、それから答えを探すというやり方ではないのです。数字を見たときに、もう機械のどのボタンを押すかということまで、さっとイメージすることです。

考える時間というより、脳の中のイメージで、自然にどのボタンを押すかという答えが出ること、それが脳のイメージトレーニングには良いようです。

これは交感神経のあり方と同じです。

「今日は暑いな」と自分で感じて、それを脳で一度咀嚼《そしゃく》してから、汗を出すということはありません。「今日は暑いな」と意識する前に、脳はそれを感じて、交感神経を通じて汗を出しています。ですから人間の意識としては、汗が出てから、今日は暑いな、と思うこともしばしばです。

そういった手順ともいうべきものを考える前に、イマジネーションが自然と働いて、勝手にものごとを先々まで片づけていくときに、脳は鍛えられます。

単なる計算をするのではなく、イメージで脳を使っていくことが必要です。

脳の活性化にとって一番大事なことは、想像力を高めることだと私は思っています。

そのため、ぐっすり睡眠をとった翌朝、イマジネーションが働くことを意識して脳トレーニングにいそしんでみてください。

誰も言わない理想の睡眠法

私が考える理想の生活には、十分な睡眠は欠かせません。何度も書いていますように、十分な睡眠時間は首の筋肉のこりを取るには欠かせない大切な時間なのです。

睡眠がしっかりとれるかとれないかで、1日中ずっと酷使されている首の筋肉が、疲労を回復できたか、できなかったかに分かれます。

ですから、首こりの観点からいうと、毎日8時間は睡眠をとるのが、首にも副交感神経のためにも、理想的です。ただ現実的には、忙しい日々を送っていらっしゃると、そうはいかないことも多いと思います。

まとめてとるのが無理であれば、こまめに横になるようにしてください。眠るとか眠らないではなく、首の筋肉を休ませる発想です。

逆に職場のデスクの前でうとうとと居眠りするのは、首のためには逆効果で、かえって負担をかけてしまいます。それよりは後ろに首をそらしてゆっくりしてください。時間がたっぷりあるときは無理して寝ようとしなくて大丈夫です。睡眠の波がくるのを待ちましょう。横になっているだけで、十分に首を休めることができます。

睡眠時間が短い場合には、すみやかに眠りにつくことが重要なポイントです。そのためには、なるべく睡眠を阻害するようなものは遠ざけます。

交感神経の働きを抑え、副交感神経の働きを高めるためには、夕方以降に刺激物をとるのはさけてください。

食べ物でいえば、辛いものなどはいけません。昨今の激辛ブームで、とても辛いものを食べるのがはやっていますが、唐辛子にふくまれるカプサイシンは脳に運ばれるとアドレナリンを分泌して、発汗作用をうながします。つまり交感神経の働きと同じわけです。これでは興奮して眠れません。

刺激物はほとんどが脳を興奮させるものばかりです。交感神経を高めるものばかりですから、不眠の原因になりやすいことに注意してください。

同様にコーヒーなどのカフェインもいけません。緑茶も夜遅くは避けましょう。カフェインは脳に興奮状態をもたらします。目が冴《さ》えて眠れなくなります。副交感神経は安静の神経です。なるべく副交感神経が高まるような環境をつくるのが大事です。

眠る前ですから、音楽もあまり興奮するようなものではなく、気持ちが安らぐようなものにしましょう。映画をＤＶＤで見るのもかまいませんが、やはり気が立ってしまうようなものは避けてください。

それから姿勢ですが、音楽を聞くにしても、ＤＶＤを見るにしても、ダイニングチェアのようなイスは良くありません。背中を直立させるイスに夜遅くまで座っていると、首の筋肉が少しも休まりません。むしろ首こりになります。リラックスして首を重荷から解放するのが目的ですから、ソファですとか、ベッドに寝そべるとか、首に負担がかからない姿勢で楽しんでください。

読書も同じです。首の筋肉がリラックスできる姿勢で読むようにしてください。首のリラックスが、心のリラックスになります。副交感神経を高めるためにも、どんな時間でも、首を休ませるように気をつけましょう。

眠りについてしまえば、あとはひたすら休むだけと思われているかもしれませんが、ここにも落とし穴があります。「枕が合わない」とよく言いますが、これは副交感神経を高める意味でも大切なことです。普段何気なく使っている、枕の高さに注意してください。

自分の好みに合った高さの枕で寝ることが大事です。高すぎると首の筋肉が、寝ている間も引っ張られた状態のままになり、疲労回復することができません。これでは24時間ずっと首の筋肉に負担を与えたままになります。首にいい枕とは、材質でも豪華さでもなく、自分の頭の重さを、すべて受け止めてくれ、首の負担を取り除いてくれる高さの枕のことです。

ですから自分に合った高さの枕を選ぶことが大切になります。眠っていて、これは少ししんどいなと思ったら、躊躇《ちゅうちょ》せずに新しい枕を探してください。枕の肌ざわりとかたさも、自分の好みのものを選んでください。好みはみんな違いますので、自身でよく考えていいものを使うようにしましょう。ぐっすり眠れるかどうかは1つの基準でしょう。

もう1つ眠るときに気をつけることがあります。ふとんでもベッドでも、寝具というのは、肩までしかカバーしていません。首は外に出したままです。特に寒い冬などは、首が冷えてたまりません。頭からふとんをかぶったまま寝るわけにもいきません。これでは今までのせっかくの努力が水の泡です。

ぜひホットタオルを首のまわりにして寝てみてください。ホットタオルは30分ほどで温かさはなくなりますが、気持ちがいいので、いつの間にか眠りに陥っているはずです。

いい音楽を生活に取り入れる

私は音楽は専門ではないので、音楽そのものについては間違いもあるかもしれませんが、脳の専門家として、私が実践してきたことを、副交感神経の活性化を中心にお話しします。心をリラックスさせるのに、よくクラシック音楽が良いと言われます。

副交感神経にとって良いのは、やはりクラシック音楽です。ロックでもなく、また流行の音楽でもありません。そういった電気的な楽器をまったく使わず、楽器が本来出す自然な音を聞いているのが、やはり心には良いのでしょう。クラシック音楽も、オペラの歌曲よりは、歌声のはいらない、インストルメンタルな音楽が脳には望ましいのです。

歯医者さんなどでも、クラシック音楽を流すことによって、患者さんが治療の痛みを感じない治療法があると聞いたことがあります。ある種類の曲を流すと心がリラックスして、麻酔代わりになるそうです。

クラシック音楽にもいろいろなものがありますが、脳の見地からいいますと、オーケストラを聞くよりも、独奏を聞かれるほうが、より効果があります。

交響曲などは心に安静を与えてくれるのではと、不思議に思われるかもしれません。ところが管弦楽は大勢の脳が、それぞれの体に命令して、指揮者がそれをコントロールして一つの曲を奏でています。言いかえれば、演奏者の数だけ脳があって、そしてそれらが、それぞれに演奏しているわけです。

それに比べ、独奏の場合は1人の1つの脳が命令を出して、1つの曲を演奏していますので、副交感神経のほうからいえば、そのほうが音はよりいい影響を与えます。

管弦楽は、脳的に混乱が起きるわけではないのですが、たとえば4人が同じ楽器を演奏する楽団があるとして、その場合に4人の4つの脳がちゃんと同じ命令系統にあるかというと決してそうではありません。そして、それを指揮者がコントロールすることは、無理があります。

そういった意味で、脳のほうからいうと、受け入れやすいのは管弦楽よりは独奏、それも、ピアノのソロが私は良いと感じています。

独奏でもミスがあったりしますから、パーフェクトというのはなかなか難しいものです。

1つの脳が命令しても、体が言うことをきかないこともあります。ですがそれでも、脳の意志と体の動きが1つにつながって演奏しているので、副交感神経にはいいというわけです。

独奏もピアノやバイオリンなどがありますが、副交感神経のほうから言うと、とりわけピアノ独奏が私は受け入れやすいようです。なぜピアノがよいかというと、ピアノはバイオリンに比べると、楽器として音階が決まっています。

ところがバイオリンは、その音のあいだに無限の可能性がありますから、それは弾く人の技量のうまい下手で、無限のランクとばらつきがでてしまいます。弦のふるわせ方を少し変えるだけで、まったく別の音がつむぎだされます。「ド」なら「ド」という1つの音階にも、無数の音があるわけです。奏者のうまい下手の差が非常に大きいので、深いということは言えるかもしれません。

ピアノの鍵盤を弾くのと、バイオリンの弦を弾《はじ》くのとでは、音の幅のバリエーションがかなり違ってきます。バイオリンが悪いということではなく、アベレージな音を提供してくれるピアノのほうが、私には受け入れやすかったのです。

バイオリンは、その音を聞いて楽しむにも、聞くほうの耳に音を聞きわける高い能力を要求します。それよりは、わりとかまえずに聞くことのできるピアノのほうが、気軽に聞くには良いでしょう。私はショパンのピアノ曲をいつも聴くようにしています。

ピアノ曲も、大脳皮質を使わずに作曲した即興曲が副交感神経にいいと思っています。作曲家があぁしよう、こうしようと考えてつくった曲は大脳皮質を使ってつくっていますので、自然に生きてきた即興曲とは違います。残念ながら、即興曲は楽譜に残ることが少ないのでショパンの即興曲も残っているのは4曲しかありません。

大脳皮質を使った曲は交感神経と言えます。大脳皮質下で自然に生まれた曲が副交感神経といって受け入れやすいのです。

ずいぶん昔に、ニューヨークのカーネギーホールで演奏されたルービンシュタインのショパンが、今も心に残っています。素晴らしい奏者のいい音楽を、生の演奏で聞くことは、副交感神経の働きを高めるんだと、本当に実感した夜でした。

音楽にあわせて言うと、家で音楽を聞かれるときの、首に負担のかからない家具を、これからは考えていかなければなりません。

ゆったりと座っていい音楽を楽しみながら、副交感神経の働きを高めていけるような環境をつくるには、やはり首に合った家具を、患者さんのために開発していかなければいけないと思っています。副交感神経は、幸福をもたらす神経ですから。

入浴から散歩まで……体にいいこと、悪いこと

お風呂は体と心をじっくりとほぐせる、リラックスの場です。温かいお湯にゆったりとつかるのにまさるものはありません。

湯船でゆっくりとしていると、副交感神経にもいい影響を与えます。何度も言いますが、副交感神経は安静の神経です。幸せをくれる神経です。人が幸せを感じるときは、いつも副交感神経がいっぱい働いているときです。くつろいだり、リラックスしていると、その能力を高めます。ストレスもどこかへ消え去っていきます。

ただし入浴時に気をつけないといけないのは、体全体が湯船にすっかりつかっていても、実は首だけ外に出ていることがよくあることです。首を冷やしてはなんにもなりません。首までつかり、きちんと温めてください。

欧米人も中国人も、入浴をあまり重視しません。ホテルでも、バスタブのない部屋が多

いのです。入浴を楽しむのは、日本人が世界で一番ではないかと思います。温泉は世界中で湧いていますが、入浴に使っている所は少ないのです。最近の若い人は、欧米化の影響からか、シャワーだけという人が増えています。

子どもの頃に親から「ゆっくり肩までつかりなさい」と怒られた思い出がみなさんにもあるでしょう。親の言うことはときとして、人類の知恵だと感ずるときがありますが、本当にその通りです。肩までしっかりとつかれば、自然と首までつかっています。

もしお休みが2、3日でもとれれば、小旅行に出かけられるのはいかがでしょうか。目的のない旅は、心をリラックスさせます。人間は目的とか目標にしばられた瞬間から、それがストレスになり押し寄せてきます。目的や目標のない旅行は、列車や飛行機の時間にさえ、何ひとつとしてしばられませんから、非常に自由な気持ちになれます。なんのプレッシャーもなく、ストレスもたまりません。

雑誌か何かで見つけた、ひなびた温泉に行くことなどとてもいいですね。宿だけ予約を入れて、あとは来た列車やバスに乗って行く。着いたら何も考えずに、まず温泉に入る。首までゆっくりと温泉の湯にひたり、上がれば地元のおいしい料理に舌鼓を打つ。

世俗的なことはいっさい忘れて過ごします。あの人におみやげを買わなきゃ、などと現実のことを考えると、またもや交感神経優位になりますから、そういったことも忘れてしまいましょう。体も気持ちもリラックスして、副交感神経優位にしましょう。

私は小旅行をするかわりに、ブルーレイが発売されてすぐから、旅行番組をたくさん集めています。大画面で風景番組を見ながらエアロバイクをこいで、毎日、10キロは自転車旅行をして、旅気分を味わっています。テレビの映像を通してですが、雄大な自然や、海外の素晴らしい風景を見ているだけで、心が洗われるようです。

実際に現地で見るよりも、今は画像が良いので、また天候など良いときに撮影されているので、旅行で同じ所へ行った以上の感動があります。簡単にオフタイムに切り換えられます。こんな形でも十分に副交感神経を高めることができます。

小旅行が無理であれば、あてのない散歩をしてみましょう。京都の哲学の道のように、昔の哲学者は歩いているときにいろいろ考えていました。ウィーンにもベートーベンが歩いていた道があります。ベートーベンも歩きながら曲のことを何か考えていたのかもしれません。思索して歩くのも、心にも体にいいことです。ただし仕事や悩みのことを考えて歩いてはいけません。それでは逆効果になります。そんなときはいっそ頭をからっぽにして、足にまかせて歩いてみるのもいいでしょう。

普段の暮らしの中でいうと、私は、いつもガムを噛《か》むことにしています。もともとの目的は虫歯予防ですから、キシリトール入りのガムです。それを噛んでいることで、ストレスの解消になっている部分があるかもしれません。

最近、発表された学説で、ガムを噛んでいると唾液がたくさんでてきますが、その唾液の中にある種のホルモンが発見されて、それが脳を活性化させるというのがありました。まだ学会では認められていませんが、もしそうだとすると大変興味深い話です。

本来、他の目的で始めたことが、気がついてみれば、別のことに役立っていたというのは、みなさんの普段の生活でもいっぱいあると思います。

同じように、最初は楽しみで始めたけれど、やっていくうちに自然と副交感神経を高めることにつながっていた、ということになれば、一石二鳥です。

まずは遊びでも何でも、ストレスの溜まらないものを見つけて、それを続けるというのが、副交感神経にとっても良いことです。やはり、好きなこと、興味のあることを追求していくのが、副交感神経の機能アップに役立つと思います。

ストレスや仕事疲れのときの解消法

毎日の仕事に追われていると、体や心にいろいろと、疲れやストレスが溜まってきます。これらは放っておくとどんどん蓄積しますから、交感神経優位型になります。体に関しては、休みを取るしかありません。しかし心の疲れは体をやすめても取れないことが往々にしてあります。

ひとつには趣味に没頭して、心のストレスを忘れてしまうことです。

私の場合のストレス解消法のひとつは、古代史の探究です。ずばり邪馬台国はどこにあったか、という古代史上の最大の謎をとくことに熱中していました。中国の三国志でもおなじみの魏の時代に記された『魏志倭人伝《ぎしわじんでん》』に、邪馬台国の場所が書かれていました。

魏志倭人伝には、邪馬台国が伊都国《いとこく》より「水行十日陸行一月」とあります。

たったこれだけの文章で、幾多の学者さんが船で、どちらに10日行ったのか、どこからどこまで歩いて1ヵ月かかったのか、と血眼《ちまなこ》で推理してきました。

松本清張さんの小説に『陸行水行《りっこうすいこう》』というのがあります。文庫本で80ページほどの短編です。この小説では、清張さんは宇佐八幡宮の神殿の下に卑弥呼の墓があるという結論を出していますが、「水行十日陸行一月」の謎は解けていません。

私もさまざまな文献を読み、時間があれば、九州の山の中を何度も何度も走ってきました。そしてついに私は水行十日陸行一月の謎を解きました。松本清張氏や黒岩重吾氏を追い越せたと自負しています。

それはともかくとして古代史にはロマンがあります。万葉の時代までは、日本の本来の姿があったのです。これについては本を書こうと思っていますが、忙しくて手が回りません。

このように仕事以外で寝食を忘れるような趣味が持てれば、ストレスは割と簡単に解消できるはずです。こういった趣味は、ストレス解消だけでなく、私の場合は脳トレにもなっています。

私は患者さんを治すことに使命を感じているので、仕事で全然ストレスが溜まりません。これは医師としての使命があるからだと、幸せに思っています。

不定愁訴や新型うつ病に悩んでいらっしゃる患者さんには、やはり日本人的な気質がそうさせるのでしょうか、根っからまじめな方々が、首の筋肉を傷めて新型うつ病になっている場合が多いのです。

他人の分まで責任をしょいこんでいる方も見受けられます。

まず一番最初にお伝えするのは、何ごとも深刻に考えないでください、ということです。悩めば解決することばかりではありません。あるときには居直りも必要です。

責任のある仕事も、できるだけネックレストを入れて、休みながら行ってください。窓口業務でも、トイレへは行けるでしょう。

このたびの大震災で、ボランティアに参加されたり、地域の子どもたちの世話をしたりと、他人のことを考えることで、みずからの達成感もあって、自分がきちんと他人から必要とされているということに気づかれた方もいます。

前向きな方たちのグループに入ることで、前向きになれることを実感されたようです。

ストレスは考え方ひとつです。

首こりをぶり返さない生活習慣

それでは実際に日常生活を送る中で、気をつけなければいけないこと、やるべきことなどを書いていきましょう。入院や治療によって、苦労の末にせっかく首こりを治したのですから、首のケアはできるだけするようにしてください。

では、私が研究してきたことにくわえて、完治された元患者さんたちが実践してらっしゃることを、あわせてお教えします。

まずは家事のときの注意事項です。主婦の方であれば、専業かお仕事もお持ちかにかかわらず、家事をされていることが多いでしょう。その中で気づいたことです。もちろん結婚されてなくとも当てはまることがたくさんあります。

食卓の買い物をされるときは、野菜やお肉、缶詰、調味料と、けっこう重たいものがいっぱいです。スーパーに入っても、買い物カートを使うことはやめましょう。なぜならカートを使うと、ついついいろんなものを買いすぎます。荷物が重たくなり、それを手に提げるとかなり首に負担をかけます、買い物かごで重さを確かめながら買い物しましょう。これは家計のためにも、とてもいい方法です。

お掃除をされるときには、かがんでうつむき加減になる掃除機の使い方は避けてください。やはり首に負担をかけます。

レンジや換気扇のお掃除も、まめにしないと油が固まり、それをとるのにうつむいて力を入れることになり、首に良くありません。また床に置いたバケツに水を入れて絞るのは、けっこうきついので、高い所に置くか、水洗いしなくていいように、古着など捨てていい布で掃除のたびに捨てるのもいいでしょう。

お庭のあるお家ですと、庭の手入れも大変です。うつむいてする草むしりは、首にかなりの負担をかけます。少し草をむしっては、15分ごとに休憩してネックレストを欠かさずにしましょう。また、庭のないマンション暮らしをするというのも、首のためにはいい選択肢かもしれません。実際にそういう選択をした方も患者さんにはいらっしゃいます。

続いて身の回りの品ですが、ここでも注意が必要です。

カバンは、肩掛けのものは避けます。持つときも、１つのカバンに荷物を全部入れるようなことはせず、荷物を二手に分けて、左右両方をなるべく均等な重さにして持つようにしてください。カバン自体も、なるべく軽い素材のものを選びます。どちらか片方の手だけでカバンを持たないようにしましょう。患者さんの中には、常におりたたみのトートバッグを携帯して、荷物が増えるとそちらに分けて持つようにされている方もいらっしゃいます。

最近、バリバリ仕事をされている方に多いのが、携帯電話を首からかけていて、こりをまねいてしまうケースです。仕事が忙しければ忙しいほど、携帯電話はかたときも手放すことができません。電話が鳴ったらすぐに出られるように、またどこに置いたかよく忘れるので、首からぶら下げています。固定せずに首からかけていると、携帯電話がぶらぶらして、首の負担を増やします。斜めがけの携帯電話ケースが売られているようなので、それにするか、腰につけるホルダーを使ってください。

ただ、どういう姿勢で使っても、定期的に首を後ろにゆっくり傾けるネックレストをきちんとやれば、首に問題は起きないのです。

日常の暮らしの中に落とし穴はいくつもあります。いつもそのことを意識しながら暮らしていくことが大切です。

私が実践している幸せな習慣①

首のこりから多くの病気になってしまうこと、副交感神経の不調が起き、働きが悪くなり、交感神経ばかりが活発になってしまうことをお伝えしてきました。

それでは私自身が、副交感神経の働きを上げていくために、どういったことをしているのかを最後にご紹介します。

副交感神経は、内的なものと外的なものの2種類の方法で高めることができます。

内的な方法は、気分転換や趣味などによって、心や気持ちをリラックスさせて高めていくものです。

外的なものとは、主に私の病院で取り入れている治療や、体操、体調管理などです。物理的な治療で首のこりを直接に解消していくことや、首のこりを防ぐために普段からケアすることで高めていきます。

まずは腰より首です。仕事場の家具などは特に腰にいいイスとか、長時間座っていて疲れないイスといいますが、本当は首にいいイスが必要です。書斎のイスですと、ヘッドレストやリクライニングがついており、昼間の疲れが取れて首の負担が全然違います。首のためには、ヘッドレストがあって、少し上向きになるようなイスが理想ですが、オフィスチェアがそれでは、仕事が大変やりにくい。

世の中では、みなさん腰が大事だと思っていらっしゃいます。確かに腰痛は辛いものです。しかし前述したように、腰痛では不定愁訴は出ないので、やはり自律神経失調症や体調不良、うつの発生を防ぐためにも、首を大切にしてください。現在では、腰より首が大事だと、認識している人がまだそんなに多くないので、近い将来、私が自分で首に良くて、副交感神経を高めてくれるような家具を開発しようと思っています。

私はぜったいに首を冷やさないように気をつけています。それが何よりも簡単で、一番大事な方法です。1年中、季節に応じて、厚さを調整しながら布を首に巻くようにしています。使い捨てカイロを布に巻いて使えば、1日中もちますから、首はずっと温かいままです。冬場はともかく、夏場は外がすごく暑くても、部屋の中はとても冷房が利いていて寒いことがあります。油断して首を冷やすことになるので注意してください。

仕事終わりには、ホットタオルは欠かせません。ハードな仕事をした後などは、ホットタオルで首を温めてやると、副交感神経がよく作用して、とてもリラックスできます。自律神経というのは末梢《まつしょう》神経の中に入り込んでいて、ほとんどすべての末梢まで分布していますので、ホットタオルで副交感神経を温めると、体の隅々までリラックスし、体がほぐれていくのがよくわかり、非常にいい気分です。保温にもなります。

風邪ぎみのときも、ホットタオルは効果抜群です。くしゃみが止まらないときでも、ホットタオルを首にあてると、ピタッと止まります。

ホットタオルができないときのために、私は布でできた自家製のネックウォーマーをいつも持っています。

こういうものを常にポケットに入れておいて、ちょっと風邪ぎみだなというときはすぐに首を覆う。

首と顔と手は常に外に出ていますが、この中で神経症状を出すのは首だけですから、首の特に「副交感神経センター」の周辺を温めるというよりも、むしろ冷やさないようにカバーするのです。

移動のときは、空気で膨らますエアバッグ式の、首をガードする枕を常に持ち歩きます。

飛行機に乗るときだけでなく、新幹線でも使うようにしていますが、とても快適です。居眠りをしても、首が前に倒れることはありませんので安心です。

普段の暮らしの中でも首を守る癖がついているようです。

私が実践している幸せな習慣②

私の場合、東京と香川県観音寺の2ヵ所で診療を続けております。毎週のように、2つの町を行き来して忙しい日々を送っている私が、常に大切にしているのは、仕事と休みをきちんと区別して、気持ちを完全に切り替えることです。

病院にいるときには、いつも患者さんと正面から向き合っていて、患者さんの悩みをしっかりと聞き、首の診察をします。そのことに使命を感じていますので、お盆であろうが、正月であろうが、困っている患者さんたちのことを思えば、お休みがほしいとは思いません。

この頸性神経筋症候群を発見した責任があります。毎日1人でも多くの患者さんを診ようとすると、それは大変です。しかも診察をして、診察のあとは来院された患者さんのデータを、次の患者さんに役立てるためにも、診察内容を記録し、分析する作業を行います。

このように仕事は、無理なくらいに続けておりますが、気分の切り替えは非常に大事にしています。自分の心のリフレッシュとして、1年に1度は海外の旅行に出ます。だいたい10日から半月くらいかけて、興味の湧いた所に出かけます。

たとえば、一昨年は1ヵ月近くかけて、フランスの古城めぐりをしました。いつも旅に出るときは、目的地を決めると、綿密に下調べをして、準備をしっかりして出かけます。この下準備で現地のことをいろいろと想像し、思いめぐらすのも、楽しいものです。もう旅行はここから始まっています。

イタリア、フランス、ドイツとヨーロッパの各国にある古城をたずねました。飛行機を何回も乗り継ぎ、現地ではレンタカーを借りて、走ったこともない道をひたすらお城を求めて駆けめぐります。

土地勘のまったくない所ですが、なぜか道に迷うことはありません。もともと方向音痴ではなく、自分がどこにいるかを正確に理解できます。立体感覚で体が感じるようです。数学、物理が得意だったのと関係があるのでしょうか、立体的な位置関係とかが自然に自分の中に理解できています。新幹線に乗っていても、飛行機に乗っていても、鳥瞰図《ちょうかんず》で見るように、自分の今いる場所がよくわかる。これもやはりイマジネーションです。

香川にいるときは、日曜日は天候が良ければ必ず海の上にいます。海というのはとても不思議で魅力的なものです。川もそうですが、水というのは見ているだけで、精神に非常に良い影響を与えます。

もともとすべての生物が海の中で暮らしていて、やがて何千年、何万年の進化を経て、後になってから陸に上がってきた。その名残で人間も、胎児のときに母親の羊水の中で生きています。そのためか、水を見ていると心が穏やかになります。波の音やせせらぎの音もまた心をゆったりと落ち着かせ、副交感神経の活性化に役立ちます。これらは精神的にとても良いものです。

香川・観音寺市にある私の病院には、重症の頸性神経筋症候群の患者さんが、日本中から、いや外国からも入院しにいらっしゃいます。この病院で、重い頸性神経筋症候群の患者さんを毎日、診ていて感じたことがありました。

患者さんの多くが気持ちの切り替えや仕事は仕事、休みは休みと心のオン・オフの切り替えがうまくできていらっしゃらないことです。言葉を換えて言えば、みなさんとても一途であり、根っからまじめな方ばかりです。私にしても、東京と香川の2つの病院で患者さんを診ておりますと、トータルの仕事量はやはり結構多くなります。そういうときには、オンとオフということを、あえて意識して、遊ぶときは遊び、仕事をするときは仕事をする、それをはっきり区別するようにしています。

何かきっかけがあったわけではありませんが、普段から自身の中でオンとオフを分けないといけないと思い、そうしてきました。でも結果的にそのことが、私自身の健康のためにも役立っていると思われます。

あと私の場合は、大都会の東京と地元の香川を往復していることも、気分転換になっているのでないでしょうか。飛行機で往復したり、新幹線を使ったりと、遠くへ空間を移動します。体力的にはとても大変ですが、街の大きさも騒がしさも違う、気候や空気すら違う2つの都市を行き来することは、気持ちにかなりの変化をもたらします。東京はなんといっても街全体がオンで、そこに住む人の気持ちもみんなオンのままに思えますが、地元の香川は東京に比べるとやはりオフな感じがします。

人も、東京のように何かに追っかけられている様子もなく、オフな感じで暮らしています。心も、東京にいるときより、ずっと落ち着きます。自然も東京に比べればとても多く、そういった意味でもオフ気分でいられます。

私が実践している幸せな習慣③

オン・オフで言いますと、仕事と私生活の心の切り替えもとても大事なことですが、それだけでなく、仕事の中にもメリハリをつけてオン・オフをハッキリさせることも重要です。

仕事も、毎日同じことを単調に繰り返しているだけでは、心の中にオン・オフもなく、退屈なものになります。何よりも楽しくありません。

そういったマンネリな仕事を続けていれば、体も心もリラックスせず、副交感神経の働きも悪くなっていきます。

やはり仕事自体も内容をいろいろ考えて、自分でなければできないようなことや、同じことをするにしても、いろいろアイディアを出して、ユニークな方法なりを考えていくことが大事です。ただ与えられた仕事をマンネリにやっている、これは心にも体にも一番悪い仕事のやり方です。

仕事を自分なりに工夫することで、より創造的な部分が自分の仕事に増えてくる。そういうふうにすることで、仕事以外のオフのほうも発想が広がってきます。

仕事に工夫がないと、他のことにもなんら変化や進歩は起こりません。そうなると休みの過ごし方にも何も創意が見られず、ただ日がな寝ているとか、ブラブラして終わるということになってしまいます。どんな仕事をされていても毎日、同じ作業をしていてはマンネリとなります。たとえどんな単純な作業をされていても、何かひと工夫ないか、考えながら作業するのもおもしろいのではないでしょうか。

私自身は、昔から工夫なりアイディアを出すというのは、最も得意としているものでした。仕事においても休みの間でも、何かしらの新しいアイディアを考えるのが好きです。それが仕事の中でも心のメリハリをつくってくれ、精神的にも充実した生活を送れます。

同じことをするにしても、どうにかして、ほかの人と違うやり方をして、違う結果を出すように考えていました。毎日同じことの繰り返しや、人とまったく同じことをしていたのでは、何ひとつ自分としては進歩がないという意識を持って仕事や研究をしてきました。

では工夫やアイディアが得意でなければ、毎日、充実した暮らしができないのかといえば、もちろんまったくそんなことはありません。

私の同級生に新しいアイディアを出すことはあまりないのですが、記憶力がすごくいい友人がおります。彼の記憶力は、東大でも、過去においても現在においても、誰も並ぶものがいないくらいにすごく、素晴らしい頭脳です。

彼はその優秀な頭脳で、自分の研究に邁進《まいしん》していました。素晴らしい記憶力によって蓄積された豊富な知識を使って、研究を進めていくのです。そしてアイディアを出して結果を出す私とは違う方法で、彼は立派な結果を出しています。あえて言うと、彼自身にはとりたてて人と違ったアイディアや、新しい発見などはありませんが、豊富な知識に裏付けられた研究は、それはそれで大変評価の高いものです。

彼の場合は、豊富な知識を積み重ねて、より上の研究に進むということで、仕事の中にオン・オフをつくっているのです。ただ記憶力がいいと言って、ものを毎日覚えるだけでは、誰からも評価されません。インプットするというオフ作業と、アウトプットというオンの作業を、仕事の中に取り入れていることで、メリハリをつけ、進化していくのです。

インプットしたのと同じくらい、もしくはそれ以上をアウトプットしないと、人間の脳は活性化していきません。これは交感神経ばかりが高くなって、副交感神経がまったく機能していないのと同じ状況です。

必ず誰しもがアイディアを出せるわけではないでしょう、しかし自分の能力を生かして、仕事に何か1つプラスのものをのせて進化していくことがないと、それはすぐにルーティン化して退屈なものになります。

日々、同じことの繰り返しにみえても、どこかが必ず違っていないと、脳は退化していくのです。何かを発想しようとする作業をやめてしまいます。

小さなことでもいいから、何か変化を加えていくことが必要です。そういった仕事上のオン・オフもないままにいると、それはストレスの原因となり、副交感神経の高まりもなくなり、やがて不定愁訴をいっぱい抱えこんだ状態になっていきます。

交感神経が活発化しているオンの状態と、副交感神経が活発になっているオフの状態を、仕事の中でも上手に取り入れていくことが、とても大事です。私も毎日患者さんを診て、治療していく中に、そのようなオン・オフの状態を、交互に作るようにしています。

みなさんも副交感神経を高めて、幸せな生活を送れるようにしてください。

松井孝嘉（まつい　たかよし）
香川県生まれ。1967年東京大学医学部卒業。医学博士、東京脳神経センター理事長、松井病院理事長。脳神経外科専門医。大学卒業後、アルバート・アインシュタイン医科大学で脳腫瘍研究ののち、ジョージタウン大学で世界初の全身用ＣＴの開発に従事。帰国後、大阪医科大学助教授、帝京大学客員教授などを経て現職。78年に頸性神経筋症候群を発見。35年以上首の研究を続け、10万人以上の患者の治療を行い、「首」と「副交感神経」の関係を突き止めた。自律神経失調症の治療法を完成させた。著書に『慢性疲労は首で治せる！』などがある。

1日《にち》5分《ふん》 副交感神経《ふくこうかんしんけい》アップで健康《けんこう》になれる!
「首《くび》」にすべての原因《げんいん》があった

2012年2月29日　第1刷発行
2012年4月30日　第3刷発行

著　　者　松井孝嘉《まついたかよし》
発 行 者　市川裕一
発 行 所　朝日新聞出版
〒104−8011　東京都中央区築地5−3−2
電話　03−5541−8832（編集）
03−5540−7793（販売）
印刷製本　日経印刷株式会社

ISBN978-4-02-250942-0
定価はカバーに表示してあります